Faten LIMAIEM
Nadia BOUJELBENE
LEILA BOUHAJJA

ECOSM: um trunfo para os estágios da Anapath

Faten LIMAIEM
Nadia BOUJELBENE
LEILA BOUHAJJA

ECOSM: um trunfo para os estágios da Anapath

Impulsionar os seus estágios profissionais com o ECOSM

ScienciaScripts

Imprint

Cover image: www.ingimage.com

This book is a translation from the original published under ISBN 978-3-8416-3794-9.

Publisher:
Sciencia Scripts
is a trademark of
Dodo Books Indian Ocean Ltd. and OmniScriptum S.R.L publishing group

120 High Road, East Finchley, London, N2 9ED, United Kingdom
Str. Armeneasca 28/1, office 1, Chisinau MD-2012, Republic of Moldova, Europe
Printed at: see last page
ISBN: 978-620-8-27812-0

ECOSM: um trunfo para os estágios da Anapath

ÍNDICE DE CONTEÚDOS

INTRODUÇÃO 4

MÉTODOS 6

1. Apresentação do estudo : 7

2. População do estudo : 7

2.1. Público-alvo : 7
2.2 Critérios de inclusão : 7
2.3 Critérios de não-inclusão : 7

3. Métodos : 7

3.1. Bases conceptuais : 7
3.2. Preparação para o teste : 8
3.4. Correção do ECOSM pelo professor : 17
3.5. Recolha de dados : 17
3.6. Análise docimológica : 17
3.7. Pesquisa bibliográfica : 20
3.8. Considerações éticas : 21

RESULTADOS 22

1. Descrição da população incluída : 23

2. Análise docimológica : 23

2.1. Notas dos alunos : 23
2.2. Dispersão : 24
2.3. Dificuldade : 24
2.4. Discriminação 25
2.5. Discriminação da dificuldade de correlação : 26
2.6. Perguntas ideais : 27
2.7. Homogeneidade interna : 27
2.8. Curvas de distribuição de pontuação : 27

3. Avaliação do ECOSM pelos alunos : 28

3.1 Tempo de duração do evento : 28
3.2 Condições para o ensaio : 28
3.3. Nível de dificuldade do teste : 29
3.4. Adequação dos suportes utilizados nas estações : 29
3.5. Conformidade das estações com os objectivos do curso : 29
3.6. O comportamento do avaliador em relação aos alunos : 30
3.7. Pontualidade do avaliador : 30
3.8. Avaliação global do teste : 30
3.9. A estação mais difícil : 31

3.10. Realismo do teste : 31
3.11. Qualidade das declarações : 31
3.12. Necessidades expressas : 32
3.13. Outras observações : 32
DISCUSSÃO 33
1. Pontos fortes e limitações do estudo : 35
2. Bases conceptuais : 35
3. Preparação do ECOSM : 36
4. O processo ECOSM : 38
5. Análise documental do ECOSM : 38
6. Estudo da perceção do ECOSM pelos estudantes avaliados : 41
7. Recomendações : 41
CONCLUSÕES 43
REFERÊNCIAS 46
APÊNDICES 50

INTRODUÇÃO

Os estágios hospitalares do segundo ciclo de estudos médicos constituem uma etapa fundamental da formação pré-doutoral. A avaliação do desempenho e da formação dos médicos de clínica geral deve ser da mais elevada qualidade, a fim de garantir a credibilidade da profissão e do processo de licenciatura.

O sistema de avaliação das competências clínicas sofreu profundas alterações nos últimos trinta anos, em benefício de técnicas mais próximas da prática médica [1,2]. O objetivo destes procedimentos é aumentar a validade e a fiabilidade da avaliação clínica, em comparação com os exames escritos e orais convencionais [2].

Entre estas técnicas, a avaliação clínica objetiva em estações múltiplas (ECOSM), equivalente ao "exame clínico por objectivos estruturados (ECOS)", foi introduzida na Faculdade de Medicina de Tunes (FMT) em 1998. O ECOSM é um teste baseado numa sucessão de estações, cada uma com problemas a resolver num tempo limitado. Cada competência é dividida em tarefas facilmente avaliáveis. O ECOSM pode ser utilizado para avaliar a realização de objectivos nos domínios do conhecimento, do saber-fazer e até de certos aspectos das competências interpessoais.

Trata-se de um instrumento justo e autêntico de avaliação formativa e normativa, reputado como relevante pela sua eficácia, fiabilidade e validade na avaliação clínica. No entanto, não foi publicada qualquer experiência da sua aplicação em anatomia patológica.

ère O objetivo deste estudo foi efetuar uma análise crítica e um estudo de perceção do ECOSM em anatomia patológica para os estudantes de medicina do 1º ano do segundo ciclo de estudos médicos (DCEM1).

MÉTODOS

1. Apresentação do estudo:

Realizámos um estudo prospetivo do ECOSM em patologia anatómica de estudantes do DCEM1 que completaram um estágio de patologia anatómica de três semanas durante o segundo semestre do ano letivo de 2016 - 2017.

2. População do estudo :

2.1. Público-alvo :

O nosso estudo envolveu três grupos de alunos do DCEM1, de um total de sete, que tinham efectuado o ECOSM sancionado em anatomia patológica programado pela FMT. [ème]No final desta prova, propusemos-lhes a oportunidade de fazer um 2 ECOSM para participar num estudo de investigação em pedagogia médica. Os 32 candidatos efectuaram os seus estágios nos serviços de anatomia patológica do Hospital Mongi Slim de La Marsa, do Hospital Charles Nicolle de Tunes, do Hospital Militar Principal de Instrução de Tunes, do Hospital La Rabta, do Hospital Habib Thameur de Tunes, do Instituto Salah Azaïez e do Hospital Abderrahmen Mami de Ariana.

2.2 Critérios de inclusão :

Incluímos todos os estudantes que aceitaram participar no estudo.

2.3 Critérios de não-inclusão:

Não incluímos no nosso estudo os alunos que se recusaram a participar no ECOSM.

3. Métodos :

3.1. Bases conceptuais:

Baseámos o nosso trabalho nos seminários pedagógicos frequentados pelos professores da FMT:

- Ensino por objectivos. Planificação de uma aula. Objectivos pedagógicos.
- Ensino das ciências básicas e mistas.
- O estágio clínico: objectivos, planeamento, actividades e recursos de aprendizagem, avaliação.
- Avaliação das competências: testes escritos, testes práticos.

- Os princípios da avaliação dos estágios clínicos e o teste objetivo de avaliação clínica (ECOSM).

- Seminário de introdução à docimologia.

- Docimologia: nível 2.

3.2. Preparação para o teste :

O planeamento do evento foi feito com duas semanas de antecedência e incluiu:

- Escolher os objectivos a avaliar
- O :
  - estações e respectiva ponderação (apêndice 1),
  - instruções para estudantes e examinadores,
  - folhas de resposta (Anexo 2),
  - grelhas de correção (apêndice 3),
  - questionários de satisfação (avaliação do ECOSM pelos estudantes) (Anexo 4).
- Preparação:
  - os materiais didácticos necessários para as estações
  - diagrama do circuito
- Informar as pessoas envolvidas.

3.2.1. Escolher os objectivos a avaliar a partir do diário de estágio :

A escolha das estações foi feita em função dos objectivos do estágio, da pertinência do perfil do médico de medicina geral e familiar tunisino e do conteúdo das actividades pedagógicas. Nove dos 17 objectivos foram avaliados, relativos aos conhecimentos e às competências. Estes objectivos referiam-se a competências técnicas (oito objectivos) e à resolução de problemas de saúde (um objetivo). Os objectivos de aprendizagem avaliados a partir do diário de bordo são apresentados no Quadro I.

Quadro I: Objectivos pedagógicos do estágio ECOSM.

Lista de objectivos	Avaliação pelo ECOSM	
	SIM	NÃO
Objectivos relacionados com a capacidade técnica		
1. Verificar se as amostras anatomopatológicas são acompanhadas de um pedido de exame corretamente preenchido (identidade do doente, data de nascimento, sexo, local, data (dia e hora) e informações clínicas, biológicas e imagiológicas úteis para o diagnóstico, bem como o contacto do médico que as prescreve).	X	
2. Com base nos débitos diretos recebidos :		
2.1. Verificar se as condições de transporte das amostras frescas para o laboratório de citologia e de exame extemporâneo são adequadas.	X	
2.2. Cumprir os meios de prevenção da transmissão de riscos infecciosos aquando da receção de amostras frescas (exame citológico e amostra fresca), utilizando luvas e máscaras preventivas.		X
2.3. Verificar se a fixação da amostra é homogénea e completa e se o tempo de fixação e o volume de fixador são adequados para a amostra.	X	
2.4. Respeitar os meios de prevenção da transmissão dos riscos químicos durante a manipulação das partes fixas, utilizando um sistema de ventilação, luvas e máscaras de proteção.		X
2.5. Explicar ao doente ou ao médico o tempo necessário para obter os resultados, tendo em conta as diferentes etapas técnicas normalizadas da análise microscópica de uma amostra de tecido e de eventuais estudos imunohistoquímicos.		X
3. Registar no documento utilizado no laboratório: - Informações clínicas e paraclínicas relativas ao exame solicitado; - Os resultados do exame solicitado.	X	
4. Interpretação de relatórios de exames para :		
4.1. Esfregaço patológico e como geri-lo	X	
4.2. Patologia inflamatória granulomatosa e discutir os diagnósticos diferenciais com base nos dados clínicos		X
4.3. Linfoma de pequenas células e deduzir o prognóstico de acordo com o fenótipo.	X	
4.4. Linfoma de Hodgkin, anotando as caraterísticas de diagnóstico.		X
5. Praticar as seguintes técnicas ou gestos:		
5.1. A partir do exame macroscópico de uma amostra de tumor, identificar os principais factores de prognóstico: o estado das margens de ressecção, a profundidade da infiltração tumoral e a dissecção dos gânglios linfáticos.	X	
5.2. Leia as lâminas de amostras de patologias comuns (*) ao microscópio de luz, na sua forma típica.	X	
Objectivos relacionados com a solução de problemas de saúde		
6. Discutir os casos demonstrativos de patologia comum mencionados abaixo, durante as comparações anatomo-clínicas. **7.** Identificar os principais factores de prognóstico a partir dos relatórios sobre as doenças mencionadas abaixo.	X	X
Objectivos atitudinais		
8. Demonstrar as atitudes descritas na secção 2.2 da página 5.		X
Objetivo relativo à informação científica		

Leitura crítica de artigos e pesquisa bibliográfica.	X

* **Patologias comuns:** Tuberculose pulmonar e dos gânglios linfáticos; Cancro broncopulmonar; **Cancro** colorrectal; **Cancro** da mama; Cancro do colo do útero; Quisto hidático; Linfoma de Hodgkin.

3.2.2. Documentos de redação :

3.2.2.1. Estações e respectiva ponderação :

As estações foram construídas com base nos objectivos de aprendizagem definidos no diário de bordo utilizado para a avaliação dos externos do DCEM1. Todas as estações tinham uma duração de cinco minutos. Eram autónomas, com equipamento e sem observadores ou pacientes. Foram redigidas por um único autor.

O quadro II resume os diferentes temas das estações, com os objectivos de estágio correspondentes e a área de competência avaliada (saber ou saber-fazer), bem como a aplicação prática.

Quadro II: Calendário ECOSM

Estágio profissional de três semanas: anatomia patológica															
Ano: DCEM 1 **Duração total = 60 min**				**Número de estudantes: 32** Grupo 1: **11** Grupo 2: **12** Grupo 3: **9**										**Instalações:** salas do pessoal **HMS*** La Marsa, **HMPIT**** em Túnis **HCN***** de Túnis	
Estações		**Competências avaliadas**		**Assunto**	**Objectivos do curso correspondentes**									**Hardware Educação**	**Descrição**
NÃO.	**Duração**	**Domínio**	**Nível taxonómico**		1	2.1	2.3	3	4.1	4.3	5.1	5.2	7		
1	5 min	Conhecimento	3	Quisto hidático do fígado			x							Documento iconográfico	- Diagnóstico macroscópico - Condições de encaminhamento para uma peça cirúrgica.
2	5 min	Conhecimento	3	Esfregaço cérvico-vaginal (CVS)		x			x					Documento iconográfico	- Passos para a preparação de lâminas de citologia - Interpretação de um relatório de citologia.
3	5 min	Conhecimento	3	Cancro colorrectal									x	Relatório patológico	- Interpretação de um relatório patológico
4	5 min	Conhecimento	3	Cancro da mama									x	Relatório patológico	- Factores histopronósticos
5	5 min	Saber-fazer	3	Condições de transporte de uma biopsia cutânea			x							Documento iconográfico	- Descrição macroscópica Condições de encaminhamento para uma peça cirúrgica.
6	5 min	Saber como	3	Exame extemporâneo	x	x								Documento iconográfico	- Condições de encaminhamento das peças em funcionamento - Exame extemporâneo
7	5 min	Saber como	3	Diagnóstico diferencial macroscópico dos tumores							x			Documento iconográfico	- Descrição macroscópica de dois tumores da mama

				benignos e malignos da mama					
8	5 min	Saber como	3	Tuberculose dos gânglios linfáticos			**x**	Documento iconográfico	- Diagnóstico macroscópico e histológico.
9	5 min	Saber como	3	Exemplo de condições de roteiro	**x**	**x**		Garrafas Formulário de pedido de histopatologia	- Anomalias no encaminhamento das amostras
10	5 min	Saber como	3	Pedido de exame histopatológico	**x**			Pedido de exame histopatológico	- Preencher corretamente um formulário de pedido de histopatologia.
11	5 min	Conhecimento	3	Linfoma dos gânglios linfáticos Imunohistoquímica			**x**	Relatório patológico	- Interpretação de um relatório de patologia.
12	5 min	Saber como	3	Exame macroscópico de uma peça de gastrectomia cancerosa			**x**	Documento iconográfico	- Descrição macroscópica de uma lesão tumoral gástrica. - Recolha das amostras necessárias.

FCV: Frottis cervico-vaginal**, *HMS:** Hôpital Mongi Slim, **HMPI: Hôpital Militaire Principal d'instruction, ***HCN**:** Hôpital Charles Nicolle,

3.2.2.2. Instruções para examinadores e estudantes :

Foram dadas instruções gerais sobre a realização da prova aos diferentes examinadores dos departamentos onde se realizou a prova ECOSM. Estas instruções referiam-se à duração da prova, ao esquema do circuito e às instruções gerais ou específicas de cada estação a dar aos alunos.

Antes do início da prova, foi dada uma informação conjunta sobre o desenrolar da prova e a apresentação das diferentes estações, a fim de evitar qualquer dificuldade de compreensão por parte do candidato. Foram comunicados e explicados o princípio e os procedimentos de deslocação nas estações de avaliação. Foram fornecidas aos alunos instruções específicas para cada estação, a fim de clarificar determinados pontos. Os alunos foram também informados de que era proibida qualquer comunicação com qualquer outra pessoa para além do examinador.

3.2.2.3. Folhas de resposta :

Foi preparada uma folha de respostas pré-estabelecida para que os alunos pudessem introduzir diretamente as suas respostas (Anexo 2).

3.2.2.4 Grelhas de correção :

Foi elaborada uma grelha de classificação para cada estação (apêndice 2).

3.2.2.5. Grelhas de satisfação :

Foi elaborado um questionário de satisfação dos estudantes que incluía os seguintes elementos (Anexo 4):

- O tempo previsto para o teste
- Condições para o ensaio
- O nível de dificuldade do teste
- A adequação dos suportes utilizados nas estações
- Conformidade das estações com os objectivos do curso
- O comportamento do avaliador em relação aos alunos e a sua pontualidade
- O realismo do teste

- A qualidade das declarações

- Avaliação global do teste

- As necessidades expressas

- Áreas a melhorar

Consoante a pergunta, a escala de avaliação variava entre -2 (não satisfatório) e +2 (muito satisfatório).

3.2.3. Preparação de material didático :

Para o ECOSM, utilizámos auxiliares iconográficos sob a forma de fotografias, relatórios anatomopatológicos, frascos, com ou sem formol, e fichas de requisição de exames histopatológicos (Figura 1).

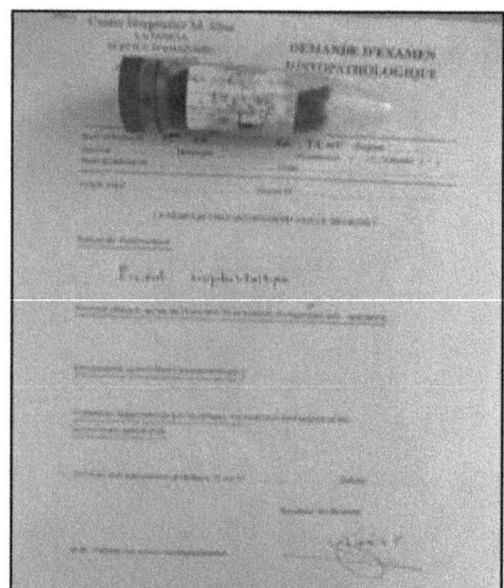

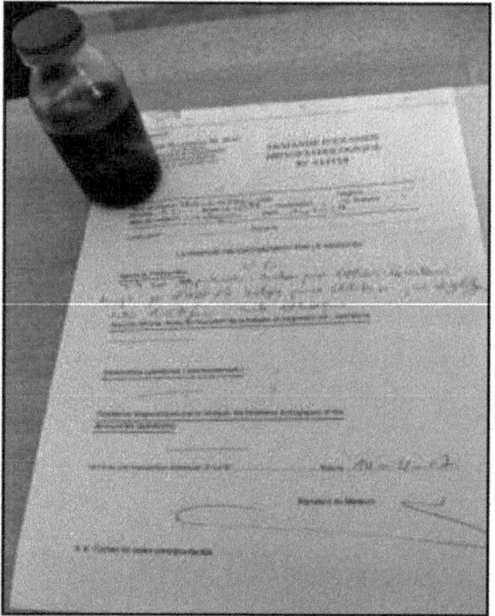

Figura 1: equipamento utilizado na estação ECOSM 9, constituído por frascos acompanhados de formulários de pedido de histopatologia.

3.2.4. Preparação das salas e do esquema elétrico :

Procurou-se assegurar que todas as salas de exame em que foram programadas as estações ECOSM estivessem operacionais e adequadas para o dia do exame. Os esquemas de circuitos elaborados nos três serviços são ilustrados nas figuras 2 e 3.

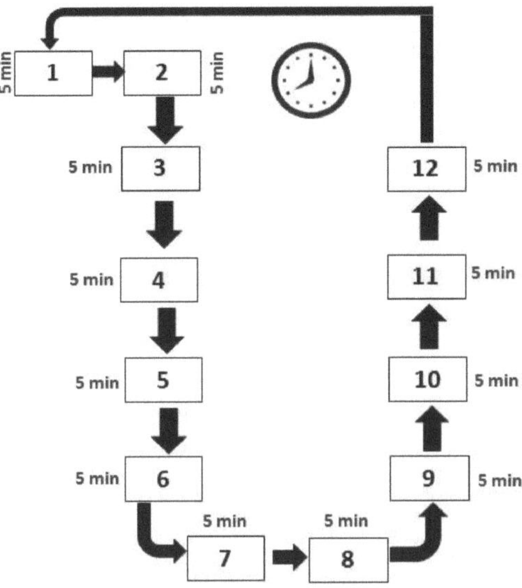

Figura 2: Esquema do circuito ECOSM nos serviços de anatomia patológica do Hospital Mongi Slim La Marsa e do Hospital Charles Nicolle de Tunes.

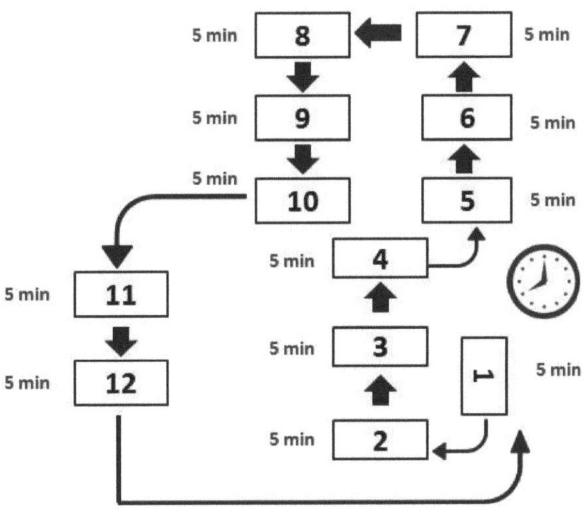

Figura 3: Esquema do circuito ECOSM no serviço de anatomia patológica do Hôpital Militaire Principal d'Instruction de Tunis.

3.3. Sequência dos acontecimentos :

O teste foi efectuado nas salas de pessoal de três departamentos de anatomia patológica de três hospitais universitários: Hôpital Mongi Slim em La Marsa, Hôpital Charles Nicolle em Tunis e Hôpital Militaire Principal d'Instruction em Tunis.

O teste decorreu durante uma manhã. O teste durou 60 minutos e cada estação durou 5 minutos. O tempo de deslocação de uma estação para outra foi de apenas alguns segundos.

Em cada serviço de anatomia patológica, foi afixado o sentido de marcha do ECOSM. Esta era indicada pelos números das estações e organizada numa única direção (Figuras 4 e 5). Foi definido um sistema de numeração e um percurso, indicando para cada aluno a sua "estação de partida" e o trajeto a seguir (tempo por estação; unidade de localização). No final de cada estação, um sinal sonoro indicava ao aluno que devia passar à estação seguinte. Cada estação incluía uma folha de instruções para o aluno, material didático, se necessário, e uma folha de respostas. Os alunos eram convidados a responder a uma série de perguntas relacionadas com o tema da estação.

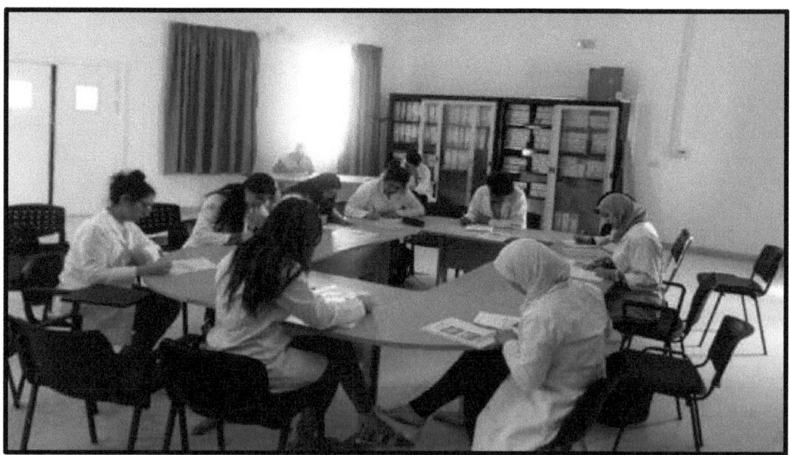

Figura 4: Fotografia mostrando o ECOSM na sala do pessoal do Hospital Mongi Slim em La Marsa.

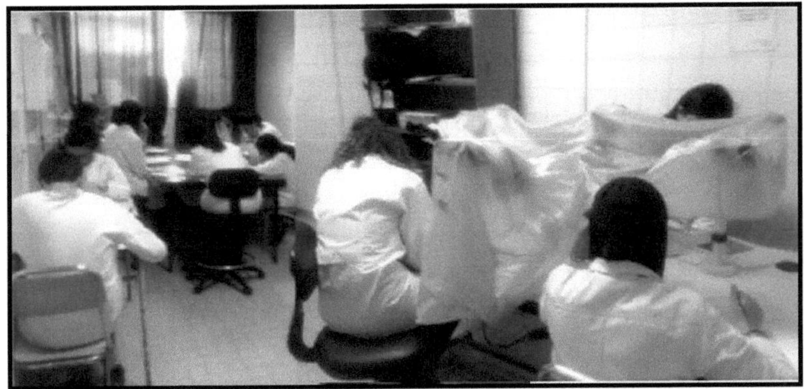

Figura 5: Fotografia que ilustra o procedimento ECOSM na sala do pessoal do serviço de anatomia patológica do Hôpital Militaire Principal d'Instruction de Tunis.

No final do teste, os alunos preencheram um questionário de satisfação para exprimir a sua opinião sobre o curso do ECOSM e o seu conteúdo.

3.4. Correção do ECOSM pelo professor :

O teste foi corrigido por um único professor. A nota final do ECOSM baseia-se na soma de todas as avaliações das estações efectuadas pelo aluno.

3.5. Recolha de dados :

Os dados do ECOSM foram recolhidos a partir dos vários formulários de correção e satisfação. Os dados foram introduzidos utilizando o Microsoft Office Excel 2007.

3.6. Análise docimológica :

3.6.1. Folha de cálculo "AnItem.xls":

Para a análise docimológica das perguntas, utilizámos o ficheiro "AnItem.xls". Trata-se de um ficheiro Excel proposto e utilizado pelo docimologista Serge Normand no gabinete de avaliação da Faculdade de Medicina da Universidade de Montréal a partir de 2000. Calcula rapidamente os índices estatísticos utilizados para analisar as perguntas. Este ficheiro pode ser descarregado gratuitamente da Internet [3].

3.6.2. Análise das perguntas e estações ECOSM:

Analisámos todas as perguntas das estações ECOSM. Foram criados dois ficheiros "AnItem.xls" para analisar as estações ECOSM e todas as perguntas de cada estação.

3.6.2.1. Desvio-padrão:

O desvio-padrão é uma medida da dispersão dos valores em relação à média. Quanto maior for (> ½ média), mais os valores estão dispersos em torno da média e mais heterogéneo é o grupo. Inversamente, quanto mais pequeno for o desvio-padrão (< ½ média), mais os valores se agrupam em torno da média e mais homogéneo se diz ser o grupo [4-6].

3.6.2.2. Coeficiente alfa de Cronbach :

É utilizado para avaliar a consistência ou a homogeneidade interna de um conjunto de perguntas. Este índice estatístico varia entre 0 e 1, sendo que quanto mais próximo de 1, maior é o grau de homogeneidade interna (ou consistência), sendo preferível que os valores deste índice se situem entre 0,7 e 0,9 [7-9]. A interpretação dos valores do alfa de Cronbach, segundo George e Mallery, é a seguinte [10]:

- **≥ 0,90**: excelente homogeneidade interna (desde que se verifique que as perguntas não são semelhantes e que o seu número não é demasiado elevado)
- **0,80 ≤ < 0,90**: homogeneidade interna boa ou satisfatória
- **0,70 ≤ < 0,80**: homogeneidade interna aceitável
- **< 0,70**: homogeneidade interna não aceitável (heterogeneidade elevada que exige a supressão de algumas perguntas)

3.6.2.3. Dificuldade:

É a percentagem de sucesso da pergunta. O índice de dificuldade pode assumir valores de 0 a 1. No ficheiro "AnItem.xls", as perguntas com um índice de dificuldade inferior a 0,50 são automaticamente assinaladas numa caixa para chamar a atenção do leitor. O índice de dificuldade é interpretado da seguinte forma [11]:

- **< 0,3:** questões difíceis

- **Entre 0,3 e 0,7**: perguntas de dificuldade aceitável
- **Entre 0,5 e 0,6**: perguntas de dificuldade recomendada
- **> 0,7:** perguntas fáceis

3.6.2.4. Discriminação :

O valor da discriminação varia entre (-1) e 1. Quando o índice de discriminação é zero, a pergunta não produz discriminação. Tanto os alunos fortes como os fracos passaram na pergunta. Quando é negativo, revelaria a existência de uma espécie de anomalia, uma vez que a pergunta seria mais bem respondida pelos alunos com as notas mais baixas no conjunto do teste do que pelos alunos com as notas mais altas. A interpretação dos valores de discriminação é a seguinte [12] :

- ≥0,**40:** excelente discriminação
- 0,**30-0,39:** boa discriminação
- 0,**20-0,29:** discriminação média (a rever)
- ≤0,**19**: fraca discriminação (a eliminar)

3.6.2.5. Discriminação das dificuldades de correlação:

É utilizado para estudar as caraterísticas de uma possível relação linear entre a dificuldade e a discriminação de todas as perguntas de um determinado teste. É obtido pelo coeficiente "r" de Pearson. O valor deste indicador varia de (-1) a (+1).

Um valor próximo de 0 indica a ausência de uma relação linear entre as duas variáveis (mas não exclui a existência de uma relação não linear).

3.6.2.6. Curvas de distribuição de pontuação:

No nosso estudo, utilizámos a folha de cálculo "AnItem.xls" para traçar a curva de distribuição dos resultados. A plotagem foi completada com a transformação do tipo de curva seguida de um ajuste no "Paint". A análise da curva de distribuição dos escores é baseada em dois parâmetros muito importantes: os coeficientes de assimetria e curtose [13,14]. Estes foram obtidos na folha "Distribuição" através das funções do Excel "COEFICIENTE.ASSIMETRIA" e "CURTOSE", respetivamente.

3.6.2.7. Coeficiente de assimetria:

Fornece informações sobre o grau de dificuldade global do teste.

o **Coeficiente de assimetria zero**: a distribuição é simétrica. É normal (moda = média = mediana). Os valores são os mesmos de cada lado do centro da distribuição.

o **Coeficiente de assimetria positivo**: a curva é **positivamente assimétrica** (moda < mediana < média). Está espalhada para a direita. Esta é a representação gráfica de um efeito de piso: o teste é difícil.

o **Coeficiente de assimetria negativo**: a curva tem **assimetria negativa** (média < mediana < moda). Está espalhada para a esquerda. Esta é a representação gráfica de um efeito de teto: o teste é fácil.

3.6.2.8. Coeficiente de achatamento:

Mede o grau de achatamento da curva, o que permite determinar qual o grupo de alunos mais discriminado (as caudas da curva ou o seu centro).

o **Coeficiente de curtose negativo**: a distribuição é platicúrtica. É baixa e relativamente plana. O seu pico é mais arredondado em torno da média com extremidades mais curtas e estreitas onde é difícil diferenciar os indivíduos.

o **Coeficiente de curtose positivo**: a distribuição é leptocúrtica. É alta e fina. É relativamente pontiaguda na média, com extremidades mais longas e mais largas. Neste caso, é difícil diferenciar os indivíduos em torno da média.

o **O coeficiente de assimetria é 0**: a distribuição é mesocúrtica. Esta é uma situação intermédia entre as duas.

3.7. Pesquisa bibliográfica :

A nossa pesquisa bibliográfica foi efectuada na base de dados Medline, utilizando os motores de pesquisa Pubmed, Sciencedirect, Hinari, Springer e Ovid. As palavras-chave utilizadas em francês e inglês foram :

- Avaliação clínica estruturada objetiva (OSCE),
- Pedagogia,
- Avaliação.

3.8. Considerações éticas :

Uma vez que a nossa recolha de dados envolveu a participação de indivíduos, esta secção permite-nos destacar as medidas que tomámos para cumprir os princípios e as regras éticas. Para oficializar o seu consentimento em participar na recolha de dados, assegurámos a assinatura de um formulário que atestava a participação dos alunos nesta EMCE e a sua avaliação. Quanto às medidas tomadas para garantir a confidencialidade e o anonimato dos dados, atribuímos um nome alfanumérico fictício a cada participante para que os dados recolhidos não pudessem levar à sua identificação. Para além disso, não declaramos qualquer conflito de interesses.

RESULTADOS

1. Descrição da população incluída :

Foram incluídos no nosso estudo 32 alunos do DCEM1, dos quais 28 eram do sexo feminino e 4 do sexo masculino, o que corresponde a uma relação de género M/F de 0,14. Os alunos foram divididos em 3 grupos de 11, 12 e 9 alunos, respetivamente, consoante o local de realização do teste.

2. Análise docimológica :

2.1. Notas dos alunos :

A pontuação total média obtida na avaliação das 12 estações ECOSM foi de 36,2 em 50 (extremos: 29 - 41). O quadro III resume os índices docimológicos das diferentes estações e perguntas ECOSM.

Quadro III: Índices docimológicos para as diferentes estações e questões ECOSM.

	Índice de dificuldade	**Índice de discriminação**	**Alfa de Cronbach**
Estação 1	**0,88**	**0,08**	**0,00**
Q1	1,00	0,00	0,29
Q2	0,80	0,08	0,23
Estação 2	**0,64**	**0,12**	**0,05**
Q1	1,00	0,00	0,29
Q2	0,84	-0,06	0,30
Q3	0,50	0,35	0,25
Q4	0,33	-0,04	0,30
Estação 3	**0,55**	**0,10**	**0,05**
Q1	0,55	0,10	0,26
Estação 4	**0,62**	**0,14**	**-0,04**
Q1	0,70	0,07	0,24
Q2	0,31	0,06	0,27
Estação 5	**0,60**	**0,05**	**-0,11**
Q1	0,70	0,26	0,20
Q2	0,69	-0,06	0,29
Q3	0,22	0,22	0,25
Estação 6	**0,65**	**0,19**	**-0,51**
Q1	0,71	0,33	0,11
Q2	0,55	0,43	0,04
Estação 7	**0,92**	**0,37**	**-0,06**
Q1	0,85	0,27	0,24
Q2	1,00	0,00	0,29
Q3	0,89	0,46	0,23
Estação 8	**0,89**	**-0,23**	**0,17**

Q1	0,94	-0,08	0,30
Q2	0,83	-0,03	0,29
Q3	0,91	-0,09	0,30
Estação 9	**0,64**	**-0,24**	**0,17**
Q1	0,77	0,06	0,26
Q2	0,50	-0,37	0,36
Estação 10	**0,67**	**-0,11**	**0,11**
Q1	**0,67**	**-0,11**	**0,31**
Estação 11	**0,84**	**-0,09**	**0,11**
Q1	0,76	-0,13	0,31
Q2	0,98	-0,10	0,30
Q3	0,72	0,14	0,28
Estação 12	**0,67**	**0,15**	**-0,03**
Q1	0,49	0,19	0,25
Q2	0,79	-0,03	0,28

* **Q**: pergunta.

2.2. Dispersão :

A análise revelou uma homogeneidade dos resultados dos alunos para todas as questões, com o desvio padrão das notas brutas para todas as questões igual a 3,4 (ou seja, <1/2 da média).

2.3. Dificuldade :

A maioria das perguntas era fácil (57%) (Figura 6). A taxa de perguntas com dificuldade aceitável foi de cerca de 39%. Não houve perguntas com um índice de 0. Por outro lado, três perguntas tiveram um índice de dificuldade de 1.

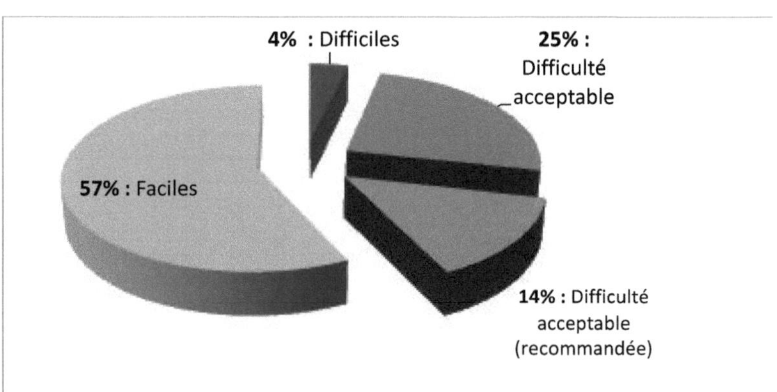

Figura 6: Distribuição das perguntas de acordo com o índice de dificuldade.

A maior parte das estações apresentava um grau de dificuldade aceitável (59%) (Figura 7).

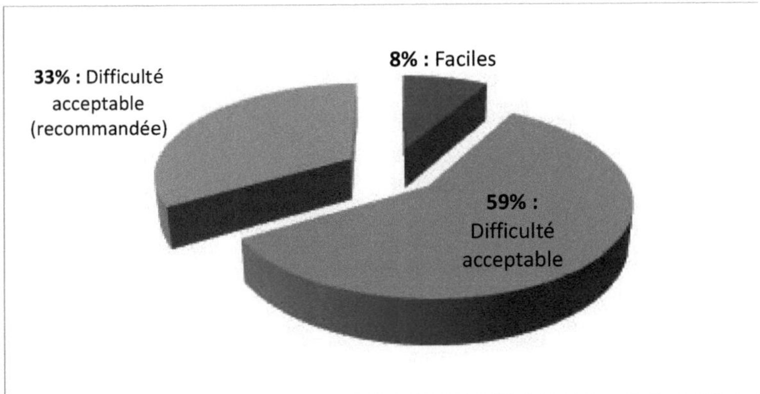

Figura 7: Distribuição das estações de acordo com o índice de dificuldade.

No conjunto de todas as estações, o índice de dificuldade médio foi de 0,72.

2.4. Discriminação

As perguntas com fraca discriminação foram a maioria (75% de todas as perguntas analisadas) (Figura 8). As perguntas com um índice de discriminação negativo foram encontradas em 11 casos (39%).

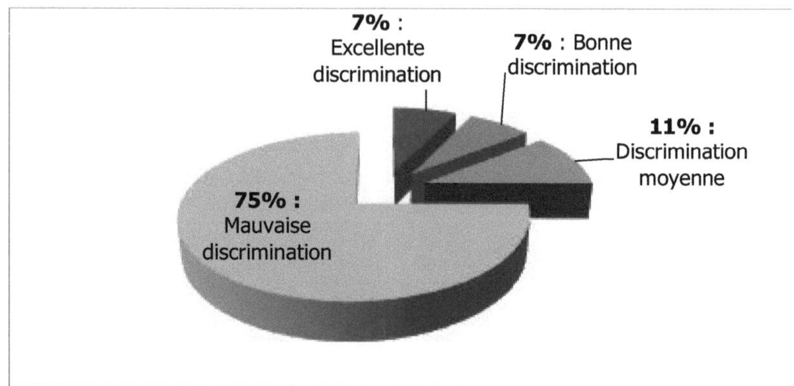

Figura 8: Repartição das perguntas de acordo com o índice de discriminação.

As estações com fraca discriminação eram a maioria (92% de todas as estações) (Figura 9).

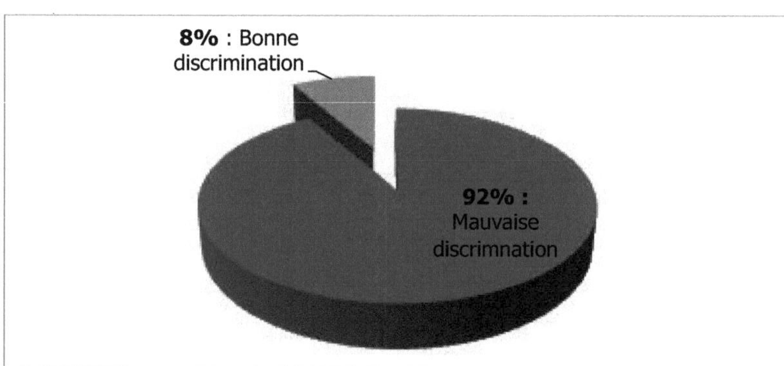

Figura 9: Distribuição das estações de acordo com o índice de discriminação.

2.5. Discriminação das dificuldades de correlação:

O coeficiente de correlação entre os índices médios de dificuldade e de discriminação para todas as perguntas é de -0,17. O coeficiente de correlação entre os índices médios de dificuldade e de discriminação para todas as estações é de -0,023.

2.6. Questões ideais :

A pergunta 2 da estação 6 é uma pergunta ideal, com uma dificuldade aceitável (índice de dificuldade = 0,55) e uma discriminação excelente (índice de discriminação = 0,43).

2.7. Homogeneidade interna :

Considerando todas as perguntas em conjunto, o alfa de Cronbach médio foi de 0,29 (homogeneidade interna não aceitável) (heterogeneidade elevada).

Para o conjunto das estações, o alfa de Cronbach médio é de 0,10 (homogeneidade interna inaceitável) (heterogeneidade elevada).

2.8. Curvas de distribuição de pontuação :

O coeficiente de curtose foi negativo em -0,94. A curva de distribuição é platicúrtica (figura 9). Era baixa e relativamente plana. O seu pico é mais arredondado em torno da média, com extremidades mais curtas e estreitas, onde é difícil diferenciar os indivíduos. O coeficiente de assimetria é de -0,31. O teste apresenta uma curva de distribuição com assimetria negativa (média < mediana < moda). A curva de distribuição é distribuída para a esquerda. Esta é a representação gráfica de um efeito de teto: o teste era fácil.

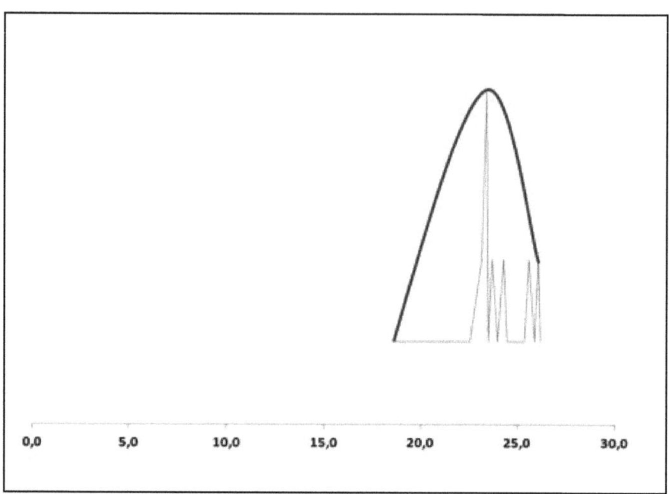

Figura 9: Curva de distribuição das pontuações das estações ECOSM.

3. Avaliação do ECOSM pelos alunos :

3.1 Duração do evento :

A avaliação dos alunos sobre o tempo atribuído ao ECOSM está resumida no Quadro IV.

Quadro IV: Avaliação pelos alunos do tempo atribuído ao ECOSM.

	-2	-1	+1	+2	Total
Número	1	4	11	16	32
%	3	13	34	50	100

-2: não satisfatório; **-1:** não muito satisfatório; **+1:** bastante satisfatório; **+2:** muito satisfatório.

3.2 Condições para o ensaio :

A avaliação **dos** alunos sobre as condições de realização do ECOSM é resumida no quadro V.

Quadro V: Avaliação pelos alunos das condições de realização do ECOSM.

	-2	-1	+1	+2	Total
Número	0	2	11	19	32
%	0	6	35	59	100

-2: não satisfatório; **-1:** não muito satisfatório; **+1:** bastante satisfatório; **+2:** muito satisfatório.

3.3. Nível de dificuldade do teste :

A avaliação **dos** alunos sobre o grau de dificuldade das estações está resumida na Tabela VI.

Tabela VI: Avaliação dos alunos sobre o grau de dificuldade das estações.

	-2	-1	+1	+2	Total
Número	4	9	14	5	32
%	12	28	44	16	100

-2: não satisfatório; **-1:** não muito satisfatório; **+1:** bastante satisfatório; **+2:** muito satisfatório.

3.4. Adequação dos meios utilizados nas estações :

A avaliação dos alunos sobre a adequação dos materiais utilizados nas estações está resumida na Tabela VII.

Quadro VII: Avaliação da adequação dos suportes utilizados nas estações.

	-2	-1	+1	+2	Sem opinião	Total
Número	1	2	14	14	1	32
%	3	6	44	44	3	100

-2: não satisfatório; **-1:** não muito satisfatório; **+1:** bastante satisfatório; **+2:** muito satisfatório.

3.5. Conformidade das estações com os objectivos do curso :

A avaliação dos alunos sobre a conformidade das estações ECOSM com os objectivos do curso está resumida no Quadro VIII.

Quadro VIII: Avaliação da conformidade das estações ECOSM com os objectivos do curso.

	-2	**-1**	**+1**	**+2**	**Total**
Número	2	9	12	9	32
%	6	28	38	28	100

-2: não satisfatório; **-1:** não muito satisfatório; **+1:** bastante satisfatório; **+2:** muito satisfatório.

3.6. Comportamento do avaliador em relação aos alunos :

A avaliação do comportamento do avaliador em relação aos alunos está resumida no Quadro IX.

Quadro IX: Avaliação do comportamento do avaliador em relação aos alunos.

	-2	**-1**	**+1**	**+2**	**Total**
Número	0	0	9	23	32
%	0	0	28	72	100

-2: não satisfatório; **-1:** não muito satisfatório; **+1:** bastante satisfatório; **+2:** muito satisfatório.

3.7. Pontualidade do avaliador :

A avaliação dos alunos sobre **a** pontualidade do avaliador está resumida no Quadro X.

Quadro X: Avaliação dos alunos sobre a pontualidade do avaliador.

	-2	**-1**	**+1**	**+2**	**Total**
Número	0	0	8	24	32
%	0	0	25	75	100

-2: não satisfatório; **-1:** não muito satisfatório; **+1:** bastante satisfatório; **+2:** muito satisfatório.

3.8. Avaliação global do teste :

A avaliação global do ECOSM efectuada pelos alunos está resumida no Quadro XI.

Quadro XI: Avaliação global do ECOSM pelos alunos.

	-2	**-1**	**+1**	**+2**	**Total**
Número	1	4	21	6	32
%	3	12	66	19	100

-2: não satisfatório; **-1:** não muito satisfatório; **+1:** bastante satisfatório; **+2:** muito satisfatório.

3.9. Estação mais difícil:

De acordo com 15 alunos, a estação 5 é a mais difícil (esta estação tem um índice de dificuldade de 0,6 e a terceira pergunta desta estação tem um índice de dificuldade de 0,22). A Tabela XII resume as estações mais difíceis percepcionadas pelos alunos.

Tabela XII: Dificuldade das estações ECOSM segundo os alunos e a análise docimológica.

	S 5	**S 3**	**S 2**	**S 10**	**S 11**	**Sem opinião**
Número de estudantes * (%)	15 (47%)	8 (25%)	2 (6%)	1 (3%)	1 (3%)	4 (12%)
ID da estação	0,6	0,55	0,64	0,67	0,84	-

ID: índice de dificuldade; **S:** estação; **(*):** número de alunos que consideraram essas estações difíceis.

3.10. Realismo do teste :

A grande maioria dos alunos considerou que o teste estava próximo ou muito próximo da realidade (27 em 32, ou seja, 84%). A avaliação dos alunos sobre o realismo do teste está resumida no Quadro XIII.

Quadro XIII: Avaliação do realismo do ECOSM pelos alunos.

	Muito próximo	**Próximo**	**remoto**	**Muito remoto**	**Sem opiniã o**	**Total**
Número	4	23	1	3	1	32
%	13	72	3	9	3	100

3.11. Qualidade das declarações:

A avaliação dos alunos sobre a qualidade dos enunciados do ECOSM está resumida no Quadro XIV.

Quadro XIV: Avaliação pelos alunos da qualidade dos enunciados do ECOSM.

	Muito claro	**claire**	**Não é claro**	**Ambíguo**	**Total**
Número	3	23	6	0	32
%	9	72	19	0	100

3.12. Necessidades expressas :

Catorze estudantes tinham propostas para apresentar. Estas propostas eram :

- Apresentação de estações em diapositivos
- Boa gestão do tempo
- Melhor organização do ECOSM
- Perguntas de esclarecimento
- Reservar tempo extra para algumas estações
- Aligeirar o conteúdo das declarações
- Fazer o ECOSM imediatamente após o curso
- Introdução de estações práticas
- Introduzir estações mais próximas da realidade dos estágios

3.13. Outras observações :

Dois alunos fizeram comentários. Esses comentários foram :

- Esta ECOSM é melhor do que a que passámos (a ECOSM sancionada) porque é mais ordenada".
- O relatório é demasiado longo para ser lido".

DISCUSSÃO

No nosso estudo, desenvolvemos e testámos um ECOSM em anatomia patológica em 32 alunos do DCEM1 que completaram um estágio de anatomia patológica de três semanas durante o segundo semestre do ano letivo de 2016 - 2017. Estes alunos foram convidados a realizar este teste logo após completarem o ECOSM sancionado e agendado pela FMT. Eles foram divididos em três grupos de acordo com o local do ECOSM sancionado pela FMT.

O ECOSM era composto por 12 estações, cada uma com a duração de 5 minutos. Todas as estações eram autónomas com equipamento, sem pacientes ou observadores. A escolha das estações estava relacionada com os objectivos do estágio, com a pertinência do perfil do médico de medicina geral e familiar tunisino e com o conteúdo das actividades pedagógicas. O ECOSM avaliou nove dos 17 objectivos do diário de estágio, relativos aos conhecimentos (quatro estações) e ao saber-fazer (oito estações), às competências técnicas (onze estações) e à resolução de problemas de saúde (uma estação). A prova realizou-se nas salas de pessoal dos três serviços de anatomia patológica dos três centros hospitalares universitários que participaram no estudo. No final da prova, os alunos preencheram um questionário de satisfação. Os dados do ECOSM foram recolhidos a partir das diferentes fichas de correção e de satisfação.

A análise docimológica das 12 estações e das 28 perguntas das diferentes estações foi efectuada utilizando o ficheiro "AnItem.xls". A pontuação total média obtida no final do ECOSM foi de 36,2 em 50, com extremos que variam entre 29 e 41. A maioria das estações era de dificuldade aceitável (92%). As perguntas de dificuldade aceitável e fácil representaram 39% e 57%, respetivamente, ou seja, 96% do número total de perguntas. As perguntas com fraca discriminação foram maioritárias, representando 75% do total das perguntas analisadas. Uma pergunta em 28 era "ideal", ou seja, 4%. A ECOSM tem uma curva de distribuição com assimetria negativa e é, portanto, fácil. É platicúrtica e, por conseguinte, discrimina principalmente os alunos médios. A sua homogeneidade interna não é aceitável, com um alfa de Cronbach médio de 0,29, o que reflecte a sua grande heterogeneidade. A análise das grelhas de satisfação revelou que os alunos da ECOSM estavam satisfeitos e que esta se aproximava da realidade dos estágios de anatomia patológica efectuados (85% cada).

1. Pontos fortes e limitações do estudo :

A ECOSM tem sido objeto de numerosas publicações e estudos em várias especialidades. Tanto quanto sabemos, nunca foi publicada uma avaliação ECOSM no domínio da anatomia patológica. No entanto, o nosso trabalho teve várias limitações:

• O número reduzido de participantes e de estações implicou que o conteúdo não fosse muito válido.

- O sistema de classificação adotado era arbitrário e, por conseguinte, não permitia avaliar a competência real de cada candidato.

• Os locais de estágio dos estudantes que realizaram o ECOSM foram diferentes, com diferentes graus de supervisão e de realização dos objectivos de aprendizagem.

• A ausência de estações que testem as competências interpessoais dos estudantes. O paciente normalizado oferece uma qualidade de interação que permite desenvolver cenários que integram valores como o humanismo, a ética e a deontologia.

- Cansaço ou falta de motivação de alguns alunos, uma vez que este teste substituiu o ECOSM de 15 minutos sancionado.

2. Bases conceptuais :

Qualquer processo de avaliação planeado e estruturado deve conduzir à identificação precisa da área a avaliar antes de escolher o instrumento de medição mais adequado, tendo em conta as pessoas a avaliar.

O OSCE é amplamente reconhecido nos círculos de formação médica e é considerado um exame adequado para avaliar as competências clínicas dos estudantes [15].

Trata-se de um exame destinado a aplicar conhecimentos teóricos e clínicos a situações simuladas. É único pelo facto de ser :

- Objetivo: todos os candidatos são avaliados utilizando exatamente as mesmas estações, com a mesma grelha e o mesmo sistema de classificação.

- Estruturado: O exame é cuidadosamente estruturado para incluir partes de todos os elementos do programa, bem como uma vasta gama de competências.

Os principais elementos avaliados neste tipo de avaliação são :

- A relação médico-paciente,

- Conhecimentos médicos,

- Competências clínicas,

- Competências médicas, tais como recolha de dados, capacidade de raciocínio clínico e capacidade de liderança,

- Exame físico,

- Demonstrar um comportamento ético e profissional,

- Competências de comunicação.

Por conseguinte, o OSCE permite avaliar, num período de tempo relativamente curto, elementos relevantes da competência clínica num amplo espetro de competências e em diferentes situações clínicas autênticas que são representativas da prática profissional [16]. O conteúdo e a complexidade das estações individuais podem ser especificamente concebidos para satisfazer as necessidades educativas de um curso ou programa [17]. O OSCE é considerado um método equitativo de avaliação, uma vez que as situações clínicas são as mesmas para todos os estudantes que participam no OSCE [18]. O ECOSM permite avaliar o que os estudantes fazem em ação, o que coincide com o terceiro nível da pirâmide de Miller (1990), e não apenas o que sabem [17]. Deste modo, o resultado obtido durante esta avaliação é um verdadeiro reflexo das suas competências clínicas [19]. Além disso, graças ao ECOSM, os estudantes podem praticar num ambiente seguro onde não existe qualquer risco para os doentes simulados [13]. Existe ainda a vantagem acrescida de poder avaliar vários alunos em simultâneo num circuito ECOSM [14]. Do mesmo modo, a sua natureza integradora permite avaliar um amplo espetro de aptidões e competências, em que os alunos são colocados numa situação de avaliação autêntica e têm de mobilizar vários recursos para serem bem sucedidos na tarefa de avaliação.

3. Preparação do ECOSM :

No nosso estudo, o teste foi planeado com duas semanas de antecedência. As estações foram concebidas para avaliar nove dos 17 objectivos pedagógicos do caderno de formação, relativos aos conhecimentos e às competências. As estações estavam relacionadas com as competências técnicas e a resolução de problemas de saúde. Foram redigidas por um único autor. O ECOSM é planeado com dois a seis meses de antecedência e inclui a escolha das estações, a sua ponderação, a decisão sobre a pontuação mínima de aprovação, a informação das pessoas envolvidas, a seleção e preparação dos doentes e a documentação para os examinadores [2,20]. Os casos apresentados devem ser representativos da prática atual da disciplina em questão, respeitando os objectivos de aprendizagem específicos definidos no registo de estágio. As competências a avaliar devem basear-se no perfil de um médico de medicina geral e familiar. Devem ser suficientemente próximas da prática quotidiana para permitir avaliar a capacidade de raciocínio do estudante (nível 2 ou 3). A validação das estações é a fase final de construção e é efectuada com a ajuda de pares profissionais da área. Alguns autores referem a necessidade de envolver os docentes para chegar a acordo sobre os objectivos pedagógicos, explicitar os desempenhos esperados e cobrir o leque de temas, definindo os que são considerados prioritários. Cada estação inclui uma folha de instruções para o aluno, uma grelha de avaliação baseada em critérios para o observador e a preparação do doente ou a disponibilização dos documentos necessários.

O nosso ECOSM incluía 12 estações. Para demonstrar boas qualidades psicométricas, seriam necessárias vinte ou mais estações. Recomenda-se um mínimo de 12 estações [1].

No nosso estudo, concebemos estações sem doentes e sem observadores. As estações sem doentes nem observadores permitem a interpretação de dados clínicos ou de exames complementares com um enunciado clínico a avaliar, bem como o raciocínio clínico através de estações de "problemas de gestão do doente" (PMP), ou de acções a tomar (planeamento da gestão), ou ainda a redação de receitas médicas. Estas estações são mais fáceis de preparar e de gerir, porque não há doente, simulador ou observador, e o aluno apresenta as suas conclusões por escrito. A anatomia patológica é também uma disciplina médica que estuda as lesões causadas pelas doenças, utilizando técnicas baseadas principalmente na morfologia macroscópica e microscópica. As estações sem doente e sem observador são essencialmente estações de avaliação de procedimentos terapêuticos (preparação de medicamentos, manobras num manequim). As estações com paciente e observador são adequadas para o interrogatório, o exame físico, a prescrição de conselhos ou de medidas educativas e a realização de alguns cuidados. No entanto, os pacientes devem ser credíveis e as situações clínicas apresentadas devem ser realistas.

4. O processo ECOSM :

No nosso estudo, o teste teve uma duração de 60 minutos e todas as estações tiveram uma duração de 5 minutos. O tempo de deslocação de uma estação para outra foi de alguns segundos. Um OSCE consiste numa sequência de casos de doentes e de situações clínicas apresentadas em diferentes estações de igual duração, formando um circuito através do qual os alunos rodam. O OSCE clássico é composto por cerca de vinte estações com a mesma duração (4 a 5 minutos) [1,21]. A cada cinco minutos, toca uma campainha e os alunos têm 30 segundos para mudar de estação. Existem dois tipos de estações, consoante se trate de executar tarefas ou de responder a perguntas [21]. A nota global é substituída por uma pontuação, construída a partir de uma lista de verificação de acções separadas ou de escalas globais. Os examinadores acordam previamente o que esperam do aluno. Se o candidato tiver documentado o maior número possível de perguntas, obtém uma boa pontuação. A pontuação total pode ser ponderada [1,2,21]. Após o exame, é dado feedback aos professores e aos alunos [22]. No final do teste, não houve qualquer reunião de esclarecimento. Os alunos estavam cansados de dois testes sucessivos na mesma manhã. O debriefing deve ter lugar o mais rapidamente possível após o ECOSM. As conclusões e os objectivos do debriefing devem ser registados para facilitar os debriefings subsequentes [23]. O debriefing é um processo intencional de aprendizagem reflexiva em que professores e alunos reexaminam a situação clínica em conjunto, incentivando o desenvolvimento do raciocínio clínico e das capacidades de julgamento do aluno [23]. Deve ser concebido para sinergizar, reforçar e transferir conhecimentos de uma experiência de aprendizagem. Os objectivos do debriefing são identificar as diferentes percepções e atitudes que surgiram, ligar o exercício à teoria ou a informações específicas e desenvolver competências técnicas, desenvolver uma base comum de experiência e fornecer feedback sobre a natureza do envolvimento, comportamento e tomada de decisões do formando. O objetivo é obter benefícios a longo prazo para os aprendentes.

5. Análise documental do ECOSM:

No nosso estudo, a ECOSM foi avaliada através da análise docimológica. Entre as várias técnicas docimológicas para o estudo objetivo dos testes, a análise de itens ("questões") é a mais conhecida e utilizada. Utiliza vários índices e coeficientes obtidos a partir das perguntas e do teste para julgar o seu valor [24]. Esta análise tem três componentes: a verificação da congruência entre as perguntas formuladas e os objectivos, o cálculo de vários índices estatísticos e a decisão de rever, substituir ou manter as perguntas. Entre os vários instrumentos estatísticos utilizados, os mais importantes são: o índice de dificuldade, o índice de discriminação, o coeficiente alfa de Cronbach e a curva de distribuição dos resultados.

A análise docimológica foi efectuada utilizando o ficheiro "AnItem.xls". Trata-se de um ficheiro acessível e simples com capacidades teóricas que cobrem o ECOSM em termos de número de alunos e de perguntas.

No nosso estudo, a maioria das estações ECOSM era de dificuldade aceitável (92%) e a maioria das perguntas era fácil (57% do total das perguntas). Um teste de qualidade em termos de dificuldade é um teste com uma dificuldade aceitável. É por isso que optamos por perguntas de dificuldade aceitável. Dito isto, o teste deve também incluir perguntas fáceis para distinguir entre alunos com um nível de competência baixo e perguntas difíceis para distinguir entre alunos com um nível de competência mais elevado [25]. Uma vez determinado o índice de dificuldade das perguntas, a interpretação correta deste parâmetro parece ser a tarefa mais delicada, uma vez que é influenciado por vários factores que devem ser tidos em conta [26,27]. As caraterísticas do grupo de alunos que realizou o exame, por exemplo, parecem influenciar este índice. O seu nível real de competência e o seu grau de preparação para o exame condicionam em parte as suas respostas às questões. Alguns autores afirmam mesmo que o índice de dificuldade de um grupo bem preparado pode variar entre 0,7 e 1 [28]. Os nossos alunos estavam muito bem preparados para este OSCE, que se seguiu diretamente ao exame. Além disso, os resultados de todas as perguntas não foram muito dispersos, o que indica a homogeneidade do nível dos alunos. O nível cognitivo medido pela pergunta também pode influenciar a sua dificuldade. De facto, uma pergunta que exige conhecimentos é necessariamente diferente de uma que exige síntese ou análise [29-31]. No nosso estudo, quatro estações exigiam conhecimentos e oito estações exigiam saberes. A terceira pergunta da estação 5, com um índice de dificuldade de 0,22, foi uma "armadilha" para a maioria dos alunos. Problemas com a redação da pergunta e com o seu conteúdo podem influenciar o índice de dificuldade. Uma pergunta classificada como estatisticamente difícil pode estar redigida de forma ambígua ou confusa, admitir mais do que uma resposta ou ter uma chave de resposta completamente incorrecta [32]. Por outro lado, uma pergunta classificada como estatisticamente fácil pode dizer respeito a um objetivo importante ao qual os supervisores de referência deram demasiada importância e os alunos se interessaram em rever.

No nosso estudo, as perguntas com fraca discriminação foram maioritárias (75% do total de perguntas analisadas). O índice de discriminação é a diferença entre o índice de dificuldade da questão calculado para o grupo "forte ou superior" e o índice de dificuldade para o grupo "fraco ou inferior". Quanto maior for a diferença, mais a questão discrimina entre os alunos com uma pontuação total elevada no teste e os alunos com uma pontuação total baixa [25]. No nosso estudo, a maioria das perguntas era fácil, o número de perguntas era pequeno e o número de alunos não era grande. De facto, um pequeno número de examinandos (< 30 alunos) pode aumentar as variações aleatórias no índice de discriminação. Um número mais pequeno de perguntas também pode ter um efeito negativo na discriminação. Uma pergunta muito fácil (ou muito difícil) altera o poder de discriminação. Além disso, a homogeneidade do grupo de estudantes reduz o poder discriminatório das perguntas do exame.

No nosso estudo, encontrámos um índice de dificuldade igual a 1 em três perguntas. Não é interessante que uma pergunta seja aprovada por toda a gente (índice de dificuldade igual a 1, portanto uma pergunta absolutamente fácil) ou por ninguém (índice de dificuldade igual a 0, portanto uma pergunta absolutamente difícil), porque essas perguntas não permitem discriminar os alunos.

No nosso estudo, a homogeneidade interna foi considerada inaceitável, com um alfa de Cronbach médio de 0,29, reflectindo uma heterogeneidade considerável. O alfa de Cronbach é o instrumento estatístico mais poderoso para avaliar a homogeneidade interna. No entanto, o número reduzido de estações afecta este índice.

No nosso estudo, o teste tinha uma curva de distribuição negativamente enviesada (média < mediana < moda) e era, portanto, fácil. A curva de distribuição era platicúrtica à esquerda e, por conseguinte, discriminava bem os alunos médios, mas pouco os fracos e os fortes.

No nosso estudo, testámos um ECOSM num grupo de alunos antes de o introduzirmos na avaliação sancionatória. O objetivo da avaliação do OSCE era identificar os problemas observados durante o teste, medir o sucesso de cada estação e do teste como um todo, sugerir melhorias para futuras avaliações e propor ajustes na formação dos alunos com base no sucesso de cada estação.

6. Estudo da perceção do ECOSM pelos estudantes avaliados :

O estudo de perceção mostrou que a maioria dos estudantes (85%) estava satisfeita com o ECOSM. No entanto, cinco alunos (16%) não estão satisfeitos com o tempo atribuído às estações ECOSM. Dois alunos referiram que a redação de certas estações (sem especificar quais) deveria ser mais leve. As estações 2, 3, 4 e 10 demoraram mais tempo do que as outras estações. Por conseguinte, os enunciados destas estações deveriam ser encurtados ou alargados.

Vinte e sete estudantes (85%) consideraram que o teste estava próximo ou muito próximo da realidade dos seus estágios. Os alunos tinham feito diferentes estágios com diferentes graus de supervisão e de realização dos objectivos pedagógicos.

6 alunos (19%) consideram que os enunciados não são claros. Por conseguinte, parece aconselhável clarificar os enunciados de algumas estações, nomeadamente a pergunta 3 da estação 5.

Os alunos sugeriram estações práticas em lâminas. O exame com microscópio ótico é um dos objectivos pedagógicos, mas não é uma competência prioritária para os futuros médicos de família. No entanto, constitui uma âncora para o ensino teórico e seria interessante avaliá-lo num contexto de formação.

Os comentários recolhidos dos participantes ajudarão agora a melhorar o ECOSM. Os comentários e as necessidades expressas pelos estudantes serão utilizados para desenvolver melhores estações para a digressão.

7. Recomendações :

Para melhorar o funcionamento do ECOSM e otimizar o seu sucesso, oferecemos as seguintes soluções:

- As estações devem ser preparadas com pelo menos um mês de antecedência por uma equipa. A escolha dos objectivos a avaliar e a elaboração das diferentes estações devem ser discutidas.
- As perguntas produzidas e as respectivas grelhas de pontuação devem ser cuidadosamente concebidas para eliminar, tanto quanto possível, tudo o que possa afetar negativamente as suas caraterísticas métricas antes de serem incluídas nos testes.
- A seguir ao teste, deve realizar-se um "debriefing" para dar as respostas corretas e obter feedback de todos os intervenientes.

CONCLUSÕES

A avaliação clínica objetiva de estações múltiplas (MSCA) é um instrumento de avaliação válido e preciso que proporciona uma oportunidade relevante para avaliar as competências clínicas dos estudantes de medicina. Do mesmo modo, a sua natureza integradora permite a avaliação de um amplo espetro de aptidões e competências, em que os estudantes são colocados numa situação de avaliação autêntica e têm de mobilizar vários recursos para concluir com êxito a tarefa de avaliação. No entanto, ainda não foi publicada qualquer experiência da sua aplicação em anatomia patológica.

ère O objetivo do nosso estudo multicêntrico, prospetivo e transversal foi realizar uma análise crítica e um estudo de perceção do ECOSM em anatomia patológica para estudantes de medicina no 1.º ano do segundo ciclo de estudos médicos (DCEM1).

No nosso estudo, desenvolvemos e testámos um ECOSM em anatomia patológica em 32 alunos do DCEM1 que completaram um estágio de anatomia patológica de três semanas durante o segundo semestre do ano letivo de 2016 - 2017. Estes alunos foram convidados a realizar este teste logo após completarem o ECOSM sancionado e agendado pela FMT. Eles foram divididos em três grupos de acordo com o local do ECOSM sancionado proposto pela FMT.

O ECOSM era composto por 12 estações, cada uma com a duração de 5 minutos. Todas as estações eram autónomas com equipamento, sem pacientes ou observadores. A escolha das estações estava relacionada com os objectivos do estágio, com a relevância do perfil do médico de medicina geral e familiar tunisino e com o conteúdo das actividades pedagógicas. O ECOSM avaliou nove dos 17 objectivos do caderno de estágio, relativos aos conhecimentos (quatro estações) e ao saber-fazer (oito estações), às competências técnicas (11 estações) e à resolução de problemas de saúde (uma estação). A prova realizou-se nas salas de pessoal dos três serviços de anatomia patológica dos três centros hospitalares universitários que participaram no estudo. No final da prova, os alunos preencheram um questionário de satisfação. Os dados do ECOSM foram recolhidos a partir das várias fichas de correção e de satisfação. A análise docimológica das 12 estações e das 28 questões das diferentes estações foi efectuada através do ficheiro "AnItem.xls". Esta análise utilizou vários índices e coeficientes obtidos a partir das questões e do exame para avaliar o seu valor. A pontuação total média obtida no final do ECOSM foi de 36,2 em 50, com extremos que vão de 29 a 41. A maioria das estações era de dificuldade aceitável (92%). As perguntas de dificuldade aceitável e fácil representaram 39% e 57%, respetivamente, ou seja, 96% do número total de perguntas. As perguntas com fraca discriminação foram maioritárias, representando 75% do total das perguntas analisadas. Uma pergunta em 28 era "ideal", ou seja, 4%.

O ECOSM apresenta uma curva de distribuição platicúrtica com assimetria negativa. Trata-se, portanto, de um teste fácil que discrimina sobretudo os alunos médios. A sua homogeneidade interna não era aceitável, com um alfa de Cronbach médio de 0,29, reflectindo a sua grande heterogeneidade.

A análise da perceção do teste revelou que 27 estudantes (84%) estavam globalmente satisfeitos com o ECOSM e consideravam-no próximo da realidade dos estágios que tinham efectuado. No entanto, o nosso estudo apresenta alguns inconvenientes, nomeadamente o número reduzido de participantes e de estações, o que reduz a validade do conteúdo. Além disso, o sistema de classificação adotado era arbitrário, alterando assim o julgamento da competência real de cada candidato. Além disso, os locais de estágio dos estudantes que realizaram o ECOSM eram diferentes, com diferentes graus de supervisão e de realização dos objectivos de aprendizagem.

A correção das deficiências deste ECOSM e a análise contínua dos seus resultados permitir-nos-ão melhorar ainda mais a sua qualidade antes de o utilizarmos para fins sancionatórios.

REFERÊNCIAS

1. Bertrand C, Hodges B, Segouin C, Gagnayre R, Ammirati C, Marty J, et al. Les examens cliniques par objectifs structurés. Prat Anesth Reanim. 2008;12:212-7.
2. Risse J, Busato T, Dufrost V, Perri M, Zuily S, Wahl D. Desenvolvimento de um exame clínico estruturado objetivo (OSCE) para avaliar as habilidades dos estudantes vasculares. J Med Vasc. 2017;42:141-7.
3. Normand S. AnItem [online]. 2001 [acedido em 15 de setembro de 2013]. Disponível: http://www.medbev.umontreal.ca/docimo/cotonou.htm
4. Minot B, Léry J. Funções estatísticas. Excel 2010 et VBA. Paris: Pearson; 2012. p. 32-4.
5. Godefroid J. Os métodos estatísticos. Psychologie: science humaine et science cognitive. Bruxelas: De Boeck; 2001. p. 110-2.
6. Lapointe J. La " concept analyse " de besoins. La conduite d'une étude de besoins en éducation et en formation: une approche systémique. Québec: Bibliothèque nationale du Québec; 1995. p. 243-59.
7. Tavakol M, Dennick R. Making sense of Cronbach's alpha. Int J Med Educ. 2011;2:53-5.
8. Jakobsson U, Danielsen N, Edgren G. Avaliação psicométrica do Dundee Ready Educational Environment Measure (DREEM): versão sueca. Med Teach. 2011;33:267-74.
9. Martineau G. Exploring the possible values of Cronbach's alpha. Rev Sci Edu. 1982;8:135-43.
10. Gliem J, GLiem R. Calculating, Interpreting, and Reporting Cronbach's Alpha Reliability Coefficient for Likert-Type Scales. Conferência de Investigação para a Prática do Centro-Oeste em Educação de Adultos, Contínua e Comunitária. Columbus; 2003. p. 82-8.
11. Hingorjo M, Jaleel F. Análise de One-Best MCQs: o índice de dificuldade, o índice de discriminação e a eficiência do distractor. J Pak Med Assoc. 2012;62:142-7.
12. Mitra N, Nagaraja H, Judson J. The levels of difficulty and discrimination indices in type A multiple choice questions of pre-clinical semester 1 multidisciplinary summative tests. IeJSME. 2009;3:2-7.
13. Barbary N. Do lado dos estatísticos. Excel 2010 expert: Fonctions, simulations, bases de données. Paris: Eyrolles; 2011. p. 401-33.

14. Fox W. Medidas de tendência central. Social statistics. Québec: Les presses de l'Université Laval; 2007. p. 69-117.

15. Mitchell ML, Henderson A, Groves M, Dalton M, Nulty D. The objective structured clinical examination (OSCE): Optimizing its value in the undergraduate nursing curriculum. Nurse Educ Today. 2009;29:398-404.
16. Brailovsky CA, Miller F, Grand'Maison P. L'évaluation de la compétence dans le contexte professionnel. Service social. 1998;47:171-89.
17. Harden RM. O que é um OSCE? Medical Teacher. 1988;10:19-22.
18. Newble D. Assessing clinical competence at the undergraduate level. Med Educ. 1992;26:504-11.
19. Matsell DG, Wolfish NM, Hsu E. Reliability and validity of the objective structured clinical examination in paediatrics. Med Educ. 1991;25:293-9.
20. Brailovsky CA, Grand 'Maison P, Lescop J. Construct validity of the Quebec licensing examination SP-based OSCE. Teach Learn Med. 1997;9:44-50.
21. Descargues G, Sibert J, Lechevallier, Weber JP, Marpeau L. Evaluation of clinical competence in obstetrics and gynaecology during initial training: an innovative approach based on observation of performance using the objective structured clinical examination (OSCE). J Gynecol Obstet Biol Reprod. 2001;30:257-64.
22. Van Der Vleuten CP. Assessment of clinical skills with standardized patients: state of the art. Teach Learn Med. 1990;2:58-76.
23. Salas E, Klein C, King H, Salisbury M and Al. Debriefing medical teams: 12 evidence-based best practices and tips. Jt Comm J Qual Saf. 2008;34:518-27.
24. Hermi A. Análise docimológica dos exames escritos da sessão principal de 2012-2013 da Faculdade de Medicina de Tunes [Tese]. Medicina: Túnis; 2015. 100p.
25. Chartier P, Loarer E. L'analyse des items. Evaluer l'intelligence logique: Approche cognitive et dynamique. Paris: Dunod; 2008. p. 43-65.
26. Laveault D, Grégoire J. La fidélité des résultats. Introduction aux théories des tests en psychologie et en sciences de l'éducation. Bruxelas: De Boeck; 2005. p. 110-2.
27. Fouassin Dome M. Elaboração e análise de um teste de despistagem em matemática. Mestrado em Ensino de Matemática, Universidade do Québec em Chicoutimi, Québec 1982.

28. Barman A, Ja'afar R, Rahim F, Noor A. Psychometric characteristics of MCQs used in assessing phase-II undergraduate medical students of Universiti Sasins Malaysia. Open Med Educ J. 2010;3:1-4.
29. Leclercq D. T.O.I.S.E ou Une Taxonomie d'Objectifs Instrumentée au service de l'Evaluation pédagogique. Educação e docimologia para profissionais e investigadores. Bruxelles: Editions de l'université de Liège; 2005. p. 1-34.
30. Nguyen D, Blais J. Approche par objectifs ou approche par compétences? Conceitos e implicações para as actividades de ensino, de aprendizagem e de avaliação no decurso da formação clínica. Pédagogie médicale. 2007;8:232-51.
31. Bin abdul Rahim A. Função da análise de itens. What those numbers Mean. Malásia: KKMED Publications; 2010. p. 1-15.
32. Hingorjo M, Jaleel F. Analysis of One-Best MCQs: the difficulty index, discrimination index and distractor efficiency. J Pak Med Assoc. 2012;62:142-7.

APÊNDICES

ESTAÇÃO 1

Um pastor de 34 anos do noroeste da Tunísia foi submetido a uma segmentectomia hepática. A peça cirúrgica foi enviada para o laboratório de patologia num frasco estreito e rotulado contendo formalina tamponada a 5%. O volume de formalina era aproximadamente 5 vezes superior ao volume da peça cirúrgica. Macroscopicamente, a peça de segmentectomia estava deformada e murcha, medindo 10,5 x 7 cm. Em secção transversal, o fígado era ocupado por uma formação cística bem delimitada, preenchida por membranas esbranquiçadas translúcidas (Figura 1).

1) Qual o diagnóstico que suspeita com base no aspeto macroscópico deste quisto ilustrado na Figura 1?

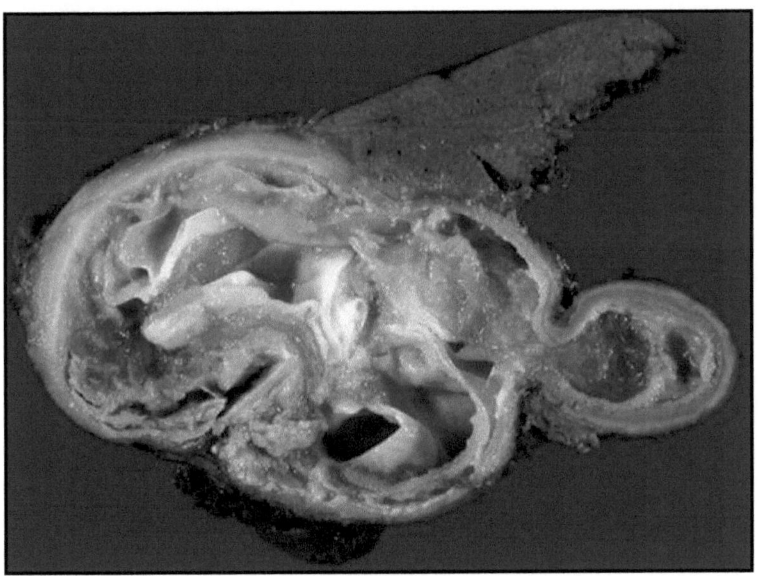

Figura 1

2) O cirurgião contacta-o por telefone para obter um resultado. Decide aconselhá-lo para que ele possa evitar os erros que cometeu no futuro no encaminhamento das peças cirúrgicas. Quais são os seus 3 conselhos?

ESTAÇÃO 2

I. As figuras que se seguem ilustram as diferentes etapas da realização de um teste de rotina.

1- O que é o teste?

2- A que correspondem as etapas ilustradas nas Figuras 3 e 4?

3- Sugerir uma forma alternativa de efetuar o gesto ilustrado na Figura 4.

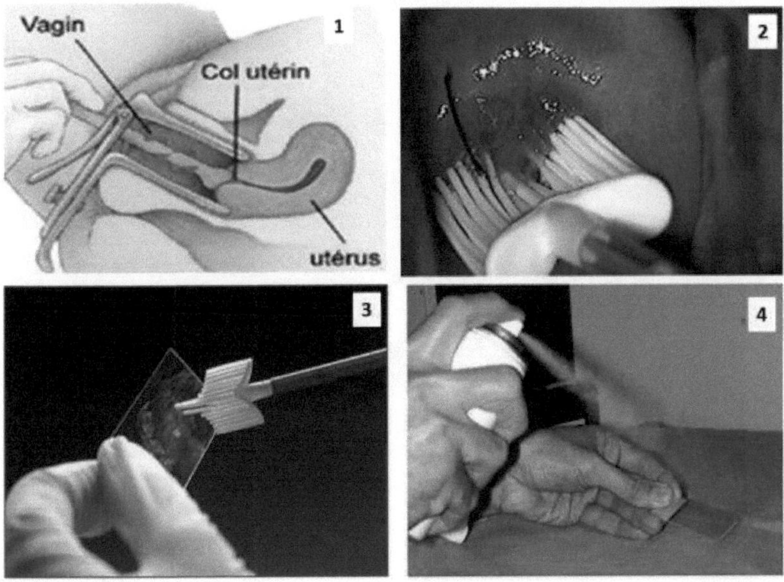

II. Acabou de receber o relatório de citologia deste doente.

4. O que deve ser feito por este doente?

HOPITAL MONGI SLIM
DE LA MARSA

SERVICE D'ANATOMIE
ET CYTOLOGIE PATHOLOGIQUE
Pr. S. MZABI - REGAYA

Examen n° : 428/17

Nom du malade : X X   Age : 38 ans   Mle : 11117

Service : Gynécologie   Date de demande : 27/4/17   Date de réception : 28/4/17

FROTTIS CERVICAL DE DEPISTAGE

Renseignements Cliniques   Leucorrhées verdâtres

Nombre d'étalements : 1☐ 2☒ 3☐

Qualité du prélèvement :
Bonne ☐ Moyenne ☐ Mauvaise ☒

Richesse cellulaire :
Faible ☒ Moyenne ☐ Elevée ☐

Cellules malpighiennes :
☒ Superficielles
☒ Intermédiaires
☐ Parabasales
☐ Basales
☐ Dystrophiques

Cellules cylindriques :
☒ Absentes
☐ Présentes sur un étalement
☐ Présentes sur deux étalements
☐ Normales
☐ Métaplasiques

Autres cellules : absentes

Cellules atypiques : absente

Fond de l'étalement :
☐ Propre
☒ Inflammatoire (Inflammation -1 : Légère (2) : modérée, 3 : sévère)
☐ Hémorragique (Hémorragie -1 : légère, 2 : modérée, 3 : sévère)

Flore saprophyte : (1 : faible, 2 : modérée, 3 : abondante)
Doderlein ☐   Hémophilus ☐   Autres ☐

Germes pathogènes : Trichomonas vaginalis ++

CONCLUSION :

Frottis cervico-vaginal technique et examiné mais non satisfaisant pour l'évaluation des anomalies épithéliales

Date 30/04/2017 ..... Signature

ESTAÇÃO 3

Abaixo encontra-se um relatório patológico de um doente operado a um tumor do cólon. Quais são os 4 dados histológicos em falta neste relatório que o patologista se esqueceu de mencionar?

Número de exame

64930/17

Nome completo: XY

Idade: 67 anos

Mle : 9854

Data do pedido: 27/01/17

Data de receção: 28/01/17

Informações clínicas: Tumor do sigmoide.

EXAME ANATOMOPATOLÓGICO

MACROSCOPIA :

Foi-nos encaminhada uma peça de sigmoidectomia com 23 cm de comprimento. Quando a peça foi aberta, foi encontrada uma neoformação tumoral circunferencial, infiltrativa e estenosante, medindo 4,7 x 4 cm. Este tumor encontrava-se nivelado com a margem distal da ressecção cirúrgica. A dissecção da gordura pericólica revelou 16 gânglios linfáticos.

MICROSCOPING :

O exame histológico das várias amostras retiradas do local do tumor revelou uma proliferação carcinomatosa disposta em massas cribriformes e estruturas glandulares mucosecretoras. O estroma é fibro-inflamatório. As células tumorais são cilíndricas altas com citoplasma basófilo. Os núcleos estão aumentados, hipercromáticos e nucleados.

CONCLUSÃO: Estas caraterísticas histológicas são as de um adenocarcinoma do cólon moderadamente diferenciado.

ESTAÇÃO 4

Exame macroscópico :

Em formalina, peça de mastectomia direita medindo 23 x 19 x 5 cm orientada por um fio interno. Na secção, presença de uma lesão tumoral estrelada mal limitada medindo 3,2 x 2,5 cm localizada no quadrante superior-externo da mama direita. A dissecção linfonodal revelou 23 gânglios linfáticos.

Exame microscópico :

O exame histológico de amostras colhidas da lesão mostrou uma proliferação carcinomatosa infiltrativa disposta em trabéculas, cordões, aglomerados ou células isoladas sem estrutura glandular individualizável (pontuação arquitetónica = 3). As células tumorais eram poliédricas com citoplasma eosinofílico e um núcleo ovoide hipercromático com contornos irregulares claramente atípicos (pontuação nuclear = 3), apresentando numerosas figuras de mitose a uma taxa de 24 mitoses / 10 CFG (pontuação mitótica = 3). O estroma é abundantemente fibroso. No tecido mamário circundante encontram-se lesões de carcinoma in situ de alto grau com uma arquitetura maciça e cribriforme. Estão presentes numerosos êmbolos vasculares e linfáticos. Esta proliferação tumoral infiltra-se no plano profundo (limite da remoção cirúrgica) e estende-se até ao músculo peitoral, que invade. Vinte dos 23 gânglios linfáticos dissecados eram metastáticos, incluindo 5 com rutura capsular (20N+/23N, 5R+). Não havia doença de Paget no mamilo.

Conclusão:

- Carcinoma infiltrativo inespecífico de grau histopronóstico SBR III (3+3+3) medindo 3,2 cm de diâmetro com metástases linfonodais (20N+/23N, 5R+).
- O plano profundo (limite da excisão cirúrgica) é invadido.
- Presença de um componente intracanal de alto grau.
- Presença de êmbolos vasculares.

- Ausência de doença de Paget do mamilo.

ESTAÇÃO 4

Declaração :

1. A partir deste relatório patológico, identifique 4 factores que contribuem para um mau prognóstico.

....
....
....

2. Explique porque é que este doente tem um risco elevado de recorrência do tumor.

....
....
....

ESTAÇÃO 5

Acabou de receber uma amostra de excisão cutânea de um doente de 45 anos que tinha sido submetido a este procedimento dois dias antes. A amostra foi enviada para o laboratório de patologia num campo esterilizado para um exame histológico normal.

1. Descreva brevemente a lesão cutânea nesta peça cirúrgica (cor, contornos).

....

....

....

2. A partir do aspeto macroscópico desta lesão (figura 1) (a) é benigna ou maligna? (b) Justifique a sua resposta.

....

....

3. O exame microscópico das amostras retiradas da lesão mostra os aspectos indicados na figura 2. O dermatologista contacta-o por telefone para obter um diagnóstico histológico da lesão. Qual é a sua resposta?

....

....

....

....

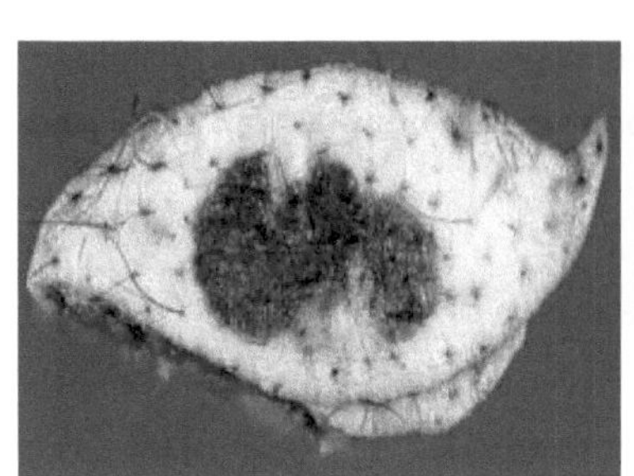

Figura 1

Figura 2

ESTAÇÃO 6

No intra-operatório, o cirurgião enviar-lhe-á a seguinte peça cirúrgica imersa em soro fisiológico para exame extemporâneo.

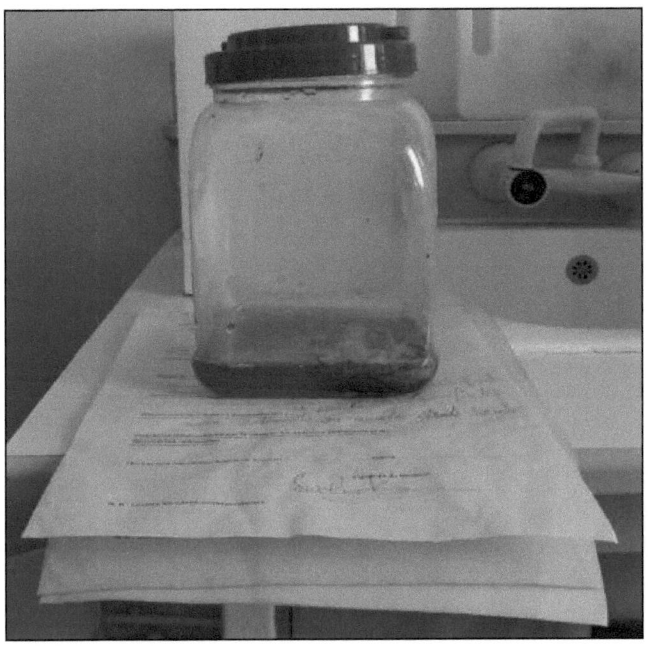

1- Quais são os dois erros que pode identificar neste caso?

....

....

....

....

2- O cirurgião contacta-o por telefone para obter um resultado imediato. Qual será a sua resposta?

....

....

ESTAÇÃO 7

Duas peças de lumpectomia mamária foram enviadas para o laboratório de anatomia patológica. Descrever sucintamente as lesões observadas (2 caraterísticas macroscópicas para cada lesão), especificando os critérios macroscópicos a favor da benignidade ou malignidade das lesões observadas.

Figura 1

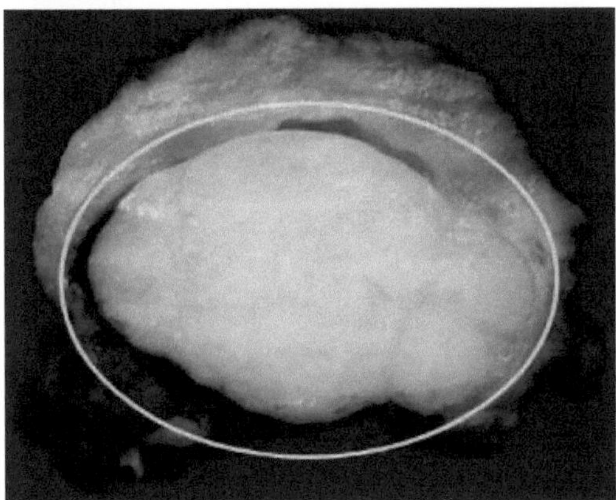

Figura 2

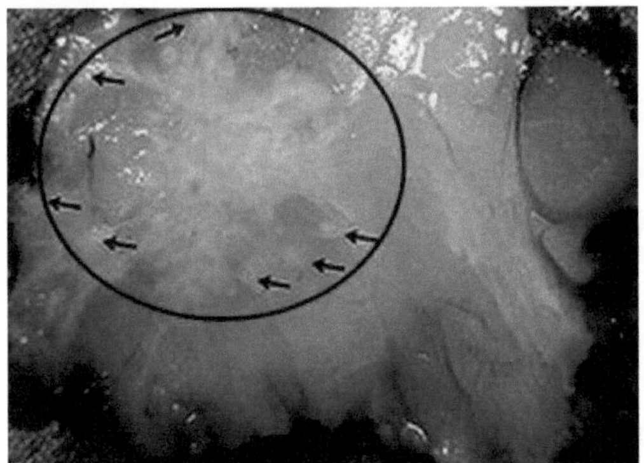

(1) Descrição das lesões (cor, contornos)	(2) Aspeto mais compatível com um tumor Benigno/maligno?	(3) Argumento a favor da benignidade ou malignidade

Caso 1	(a) .... (b)............................ ..	Em vez disso, ...	....
Caso 2	(a)............................ ... (b)............................ ...	Em vez disso, ...	....

ESTAÇÃO 8

Foi efectuada uma biopsia de um gânglio linfático num homem de 28 anos, que foi enviada para o laboratório de anatomia patológica. Na secção, o gânglio linfático apresentava uma grande mancha de necrose branco-amarelada (setas), mal limitada (Figura 1). O exame de microscopia ótica revelou as lesões apresentadas na Figura 2.

1- Qual é a natureza da necrose intra-ganglionar representada pelas setas nas figuras 1 e 2?

2- Foi solicitada uma coloração especial ilustrada na Figura 3. O que é esta coloração? Qual é o agente patogénico identificado por esta coloração?

3- Qual é o diagnóstico que propõe?

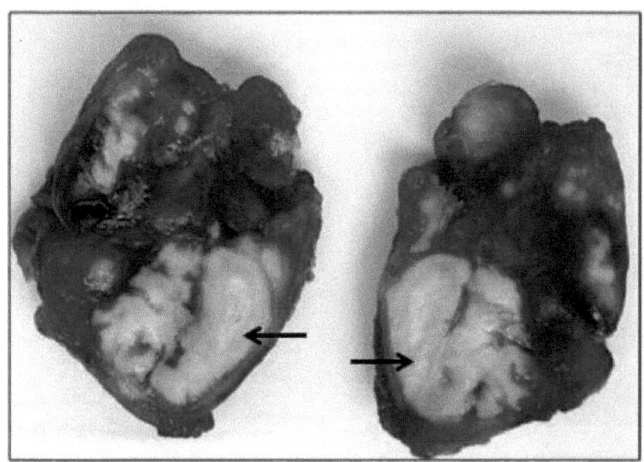

Figura 1

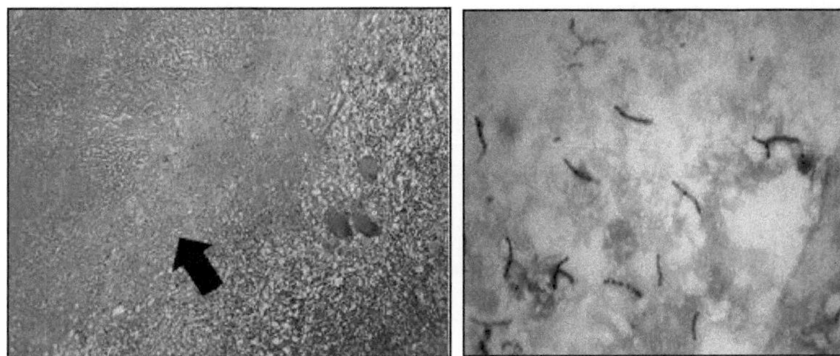

Figura 2 Figura 3

ESTAÇÃO 9

Tem diante de si duas amostras enviadas para o laboratório de patologia para um exame histopatológico normal.

Escreve as 4 anomalias que observas nestas 2 amostras.

er- <u>1 débito direto</u>:

1)..

..

..............2)..

....

ème - <u>2 débito direto</u>:

1)..

..

..............2)..

....

..

er 1 débito direto

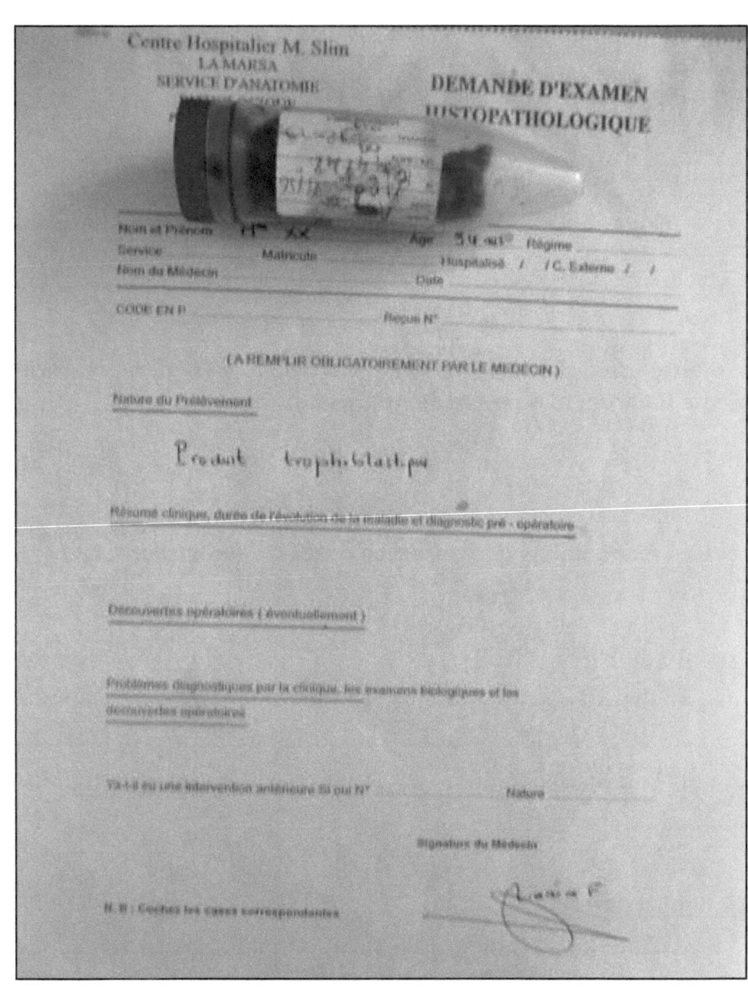

Centre Hospitalier M. Slim
LA MARSA
SERVICE D'ANATOMIE

DEMANDE D'EXAMEN HISTOPATHOLOGIQUE

Nom et Prénom ... Age ... Régime ...
Service ... Matricule ... Hospitalisé / / C. Externe / /
Nom du Médecin ... Date ...

CODE EN P ... Reçus N° ...

(A REMPLIR OBLIGATOIREMENT PAR LE MEDECIN)

Nature du Prélèvement

Produit trophoblastique

Résumé clinique, durée de l'évolution de la maladie et diagnostic pré - opératoire

Découvertes opératoires (éventuellement)

Problèmes diagnostiques par la clinique, les examens biologiques et les découvertes opératoires

Y a-t-il eu une intervention antérieure Si oui N° ... Nature ...

Signature du Médecin

N. B : Cochez les cases correspondantes

ème2 Retirada

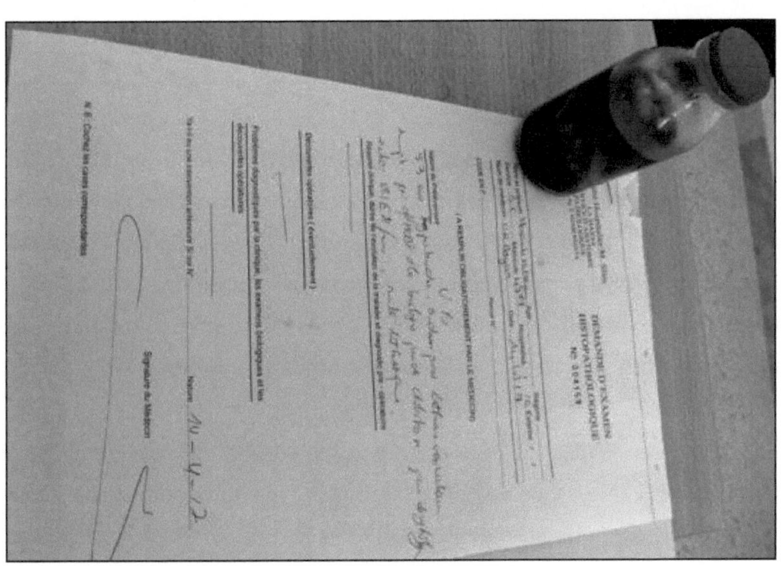

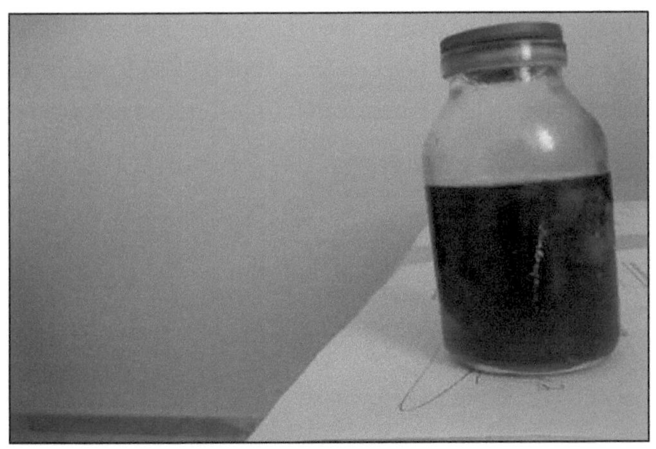

ESTAÇÃO 10

Efectuou uma biopsia de um gânglio linfático de uma adenopatia cervical num doente cuja história de doença é mostrada abaixo. Vai enviar a biopsia para o laboratório de anatomia patológica. Preencha a ficha de pedido de exame histopatológico que vai enviar ao laboratório de anatomia patológica, anotando da observação clínica os elementos mais relevantes que serão úteis ao anatomopatologista.

O Sr. Foulen Ben Foulen, 38 anos, sem antecedentes patológicos de relevo, foi consultado há 2 meses devido ao aparecimento de uma adenopatia cervical indolor, a uma perda de peso de 7 kg em 6 meses e a uma febre sem figuras e sem suores noturnos. O exame físico revelou um baço que se estendia 4 cm para além do rebordo costal. Não apresentava hepatomegalia, nem adenopatias noutras zonas acessíveis ao exame clínico. Os exames biológicos revelaram um hemograma superior a 100 na primeira hora, fibrinemia de 9 g/l e leucopenia de 2.000 glóbulos brancos. Não havia células anómalas no sangue. A radiografia do tórax era normal.

Centre Hospitalier M. Slim
LA MARSA
SERVICE D'ANATOMIE
PATHOLOGIQUE
Pr. Ag. S. MZABI REGAYA

DEMANDE D'EXAMEN HISTOPATHOLOGIQUE

STATION 10

N° 006578

Nom et Prénom .... Age .... Régime ....
Service .... Matricule .... Hospitalisé / / C. Externe / /
Nom du Médecin .... Date ....

CODE EN P .... Reçue N° ....

(A REMPLIR OBLIGATOIREMENT PAR LE MEDECIN)

Nature du Prélèvement

Résumé clinique, durée de l'évolution de la maladie et diagnostic pré - opératoire

Découvertes opératoires (éventuellement)

Problèmes diagnostiques par la clinique, les examens biologiques et les decouvertes opératoires

Ya-t-il eu une intervention antérieure Si oui N° .... Nature ....

Signature du Médecin

N. B : Cochez les cases correspondantes

ESTAÇÃO 11

Tem diante de si um relatório patológico de um homem de 76 anos.

Informações clínicas :

Homem de 76 anos, poliadenopatia periférica, deterioração geral.

Exame macroscópico :

Amostra de ressecção de nódulos com 2,2 cm incluída e estudada na sua totalidade.

Exame microscópico :

O exame histológico da peça incluída, estudada na sua totalidade, mostra um parênquima linfonodal de arquitetura destruída com uma proliferação linfoide maligna difusa. É constituída por pequenas células linfóides com citoplasma eosinofílico e um núcleo arredondado ou ovoide com um nucléolo saliente, por vezes único e por vezes múltiplo, pressionado contra a membrana nuclear. Podem ser observados focos de necrose em alguns locais.

Conclusão: Aspeto histológico de um linfoma.

1. Considera que a conclusão deste relatório é suficiente para tratar este doente? Justifique a sua resposta.

....
....
....

2- Que técnica adicional deve ser utilizada neste caso?

....
....

3- Qual é o objetivo desta técnica adicional neste caso específico?

....
....
....

ESTAÇÃO 12

A figura abaixo mostra uma amostra de gastrectomia subtotal.

1- Descrever a lesão tumoral encontrada aquando da abertura da amostra (seta branca).

....

....

....

....

2- Indique as 3 amostras que vai recolher desta peça cirúrgica.

....

....

....

....

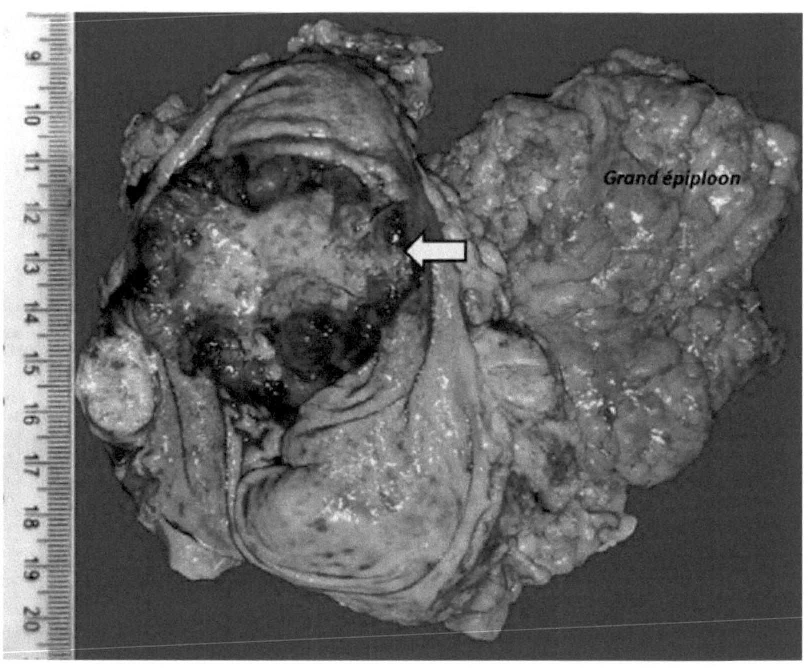
Grand épiploon

APÊNDICE 2

Folha de respostas às perguntas

RESPOSTAS ÀS ESTAÇÕES ECOSMÁTICAS

NOME:..PRIMEIRO NOME:

....

ESTAÇÃO 1

1) Questão 1

....

2) Pergunta 2

1..

2..

3..

ESTAÇÃO 2

1) Questão 1:

....

2) Questão 2:

....

3) Questão 3:

....

4) Questão 4:

....

ESTAÇÃO 3

Questão 1:

1...

2...

3...

4...

ESTAÇÃO 4

Questão 1:

1...

2...
.

3...

4...

Pergunta 2:

....

ESTAÇÃO 5

1. Questão 1

....

....

2. Questão 2

(a)...

(b)...

....

....

3. Questão 3

....

....

ESTAÇÃO 6

1- Questão 1

1...

2.

....

2- Questão 2

....

....

ESTAÇÃO 7

	(1) Descrição das lesões	(2) Aspeto mais compatível com um tumor: Benigno/maligno?	(3) Argumentos a favor de uma doença benigna ou maligna
Caso 1	....	Em vez disso, ...	....
Caso 2	....	Em vez disso, ...	....

ESTAÇÃO 8

Questão 1

....

Questão 2

....

....

Questão 3

....

....

ESTAÇÃO 9

er- 1 débito direto:

1)..

2)..

....

ème - 2 débito direto:

1)..

2)..

ESTAÇÃO 11

Questão 1

....

Questão 2

....

Questão 3

....

ESTAÇÃO 12

Questão 1

....

Questão 2

....

Centre Hospitalier M. Slim
LA MARSA
SERVICE D'ANATOMIE
PATHOLOGIQUE
Pr Ag. S. MZABI REGAYA

DEMANDE D'EXAMEN HISTOPATHOLOGIQUE

STATION 10

N° 006578

Nom et Prénom .... Age .... Régime ....
Service .... Matricule .... Hospitalisé / / C, Externe / /
Nom du Médecin .... Date ....

CODE EN P .... Reçue N° ....

(A REMPLIR OBLIGATOIREMENT PAR LE MEDECIN)

Nature du Prélèvement

Résumé clinique, durée de l'évolution de la maladie et diagnostic pré - opératoire

Découvertes opératoires (éventuellement)

Problèmes diagnostiques par la clinique, les examens biologiques et les decouvertes opératoires

Ya-t-il eu une intervention antérieure Si oui N° .... Nature ....

Signature du Médecin

N. B : Cochez les cases correspondantes

APÊNDICE 3

DESCRIÇÃO DETALHADA DAS ESTAÇÕES ECOSM + GRELHA DE CORRECÇÃO

ESTAÇÃO 1 :

Nesta estação, a figura fornecida aos alunos ilustra uma amostra de segmentectomia hepática com uma secção transversal de uma formação cística ocupada por membranas esbranquiçadas translúcidas, sugestivas de um quisto hidático do fígado. A amostra foi recebida num frasco estreito contendo formalina tamponada a 5%. O volume de formalina era cerca de 5 vezes superior ao volume da peça cirúrgica. Estes são os 3 erros cometidos pelo cirurgião. O frasco deve ter o tamanho correto e conter formalina tamponada a 10%. O volume de formalina deve ser cerca de 10 vezes superior ao volume da peça cirúrgica.

Grelha de pontuação dos critérios para a estação 1

	Pontos
Questão 1	
Cisto hidático	**2**
Questão 2	
1- A garrafa deve ter o tamanho correto	**1**
2- A formalina deve ser diluída a 10%.	**1**
3- o volume do fixador deve ser 10 vezes superior ao volume do fixador. da peça cirúrgica	**1**
Total	**5 pontos**

ESTAÇÃO 2 :

Nesta estação, são ilustradas duas fases da preparação de lâminas de FCV, nomeadamente o espalhamento e a fixação. Existem duas alternativas para a fixação de lâminas de FCV, nomeadamente a secagem ao ar e o uso de spray de cabelo. O relatório citológico desta paciente revelou a presença de Trichomonas vaginalis. No entanto, esta FVC não era satisfatória para avaliar anormalidades epiteliais. O curso de ação apropriado neste caso particular é repetir a CVT e tratar a infeção genital causada por Trichomonas vaginalis.

Grelha de pontuação dos critérios para a estação 2.

	Pontos
Pergunta 1: FCV	**0,5**
Questão 2	
Figura. 2: Espalhamento	**0,5**
Figura. 3: fixação	**0,5**
Questão 3	
Secagem ao ar	**0,5**
Questão 4	
Tratamento da infeção	**0,5**
Repetir o exame de esfregaço cérvico-vaginal	**0,5**
Total	**3 pontos**

ESTAÇÃO 3 :

Nesta estação, é pedido aos alunos que analisem um relatório anatomopatológico de um adenocarcinoma do cólon sigmoide. O relatório inclui uma descrição macroscópica e microscópica do tumor. A descrição microscópica do tumor está incompleta porque faltam parâmetros histopronósticos. A partir deste relatório, os alunos devem identificar os quatro dados histológicos em falta, nomeadamente :

1. Grau de infiltração parietal

2. Integridade dos limites da excisão cirúrgica

3. Estado dos gânglios linfáticos

4. Se existe ou não uma embolia vascular

Outras respostas corretas: fase pTNM

Grelha de pontuação dos critérios para a estação 3.

	Pontos
1- Grau de infiltração parietal / estádio	**0,5**
pTNM	**0,5**
2- Integridade dos limites da excisão	**0,5**
cirúrgica	**0,5**
3- Estado dos gânglios linfáticos	
4- Se existe ou não uma embolia	
vascular,	

Total	2 pontos

ESTAÇÃO 4:

Nesta estação, é pedido aos alunos que analisem um relatório anatomopatológico de um carcinoma infiltrativo não específico da mama. Este relatório inclui uma secção macroscópica que descreve o aspeto do tumor observado a olho nu e uma secção microscópica que descreve as caraterísticas arquitectónicas e citológicas do tumor. A partir deste relatório, os alunos devem identificar 4 factores de mau prognóstico. Através da leitura atenta do relatório patológico, os alunos devem explicar porque é que este doente apresenta um risco acrescido de recorrência do tumor. Esta questão vai levá-los a pensar no fator que favorece a recorrência do tumor, que está bem descrito no relatório da patologia: invasão profunda com extensão ao músculo peitoral.

Grelha de pontuação dos critérios para a estação 4.

	Pontos
Questão 1	
Grau histopronóstico SBR III	**1**
O plano profundo é invadido	**1**
Presença de êmbolos vasculares	**1**
Metástases em gânglios linfáticos	**1**
Questão 2	
Este tumor infiltra-se no plano profundo (limite de remoção cirúrgica) e estende-se ao músculo peitoral, que invade.	**1**
Total	**5 pontos**

ESTAÇÃO 5 :

A fotografia desta estação mostra uma amostra de excisão cutânea com uma lesão enegrecida e mal limitada que, dada a sua natureza mal limitada, parece maligna. O doente tinha sido operado 48 horas antes e o dermatologista queria obter um resultado. O dermatologista enviou a peça cirúrgica sem fixador para um exame histológico normal. Como a peça cirúrgica não foi fixada, o tecido entrou em putrefação com autólise, impossibilitando a interpretação das lâminas histológicas. Além disso, o aspeto histológico das amostras retiradas desta peça, ilustrado na Figura 2, mostra claramente a autólise do tecido, impossibilitando qualquer interpretação histológica. Por conseguinte, é impossível fornecer ao dermatologista um resultado anatomopatológico.

Grelha de pontuação dos critérios para a estação 5.

	Pontos
Questão 1	
Muito limitado	**1**
Cor negra	**1**
Questão 2	
(a) Maligno	**1**
(b) Carácter mal limitado	**1**
Questão 3	
- As lâminas histológicas não podem ser interpretadas (exame inconclusivo)	**0,5**
- devido à autólise dos tecidos inerente à não fixação da peça cirúrgica de 48 horas	**0,5**
Total	**5 pontos**

ESTAÇÃO 6 :

A fotografia desta estação mostra um frasco contendo um líquido no qual é imersa uma amostra cirúrgica. O frasco é acompanhado por uma ficha de informação clínica. Não está rotulado. O exame extemporâneo só pode ser efectuado com uma amostra fresca, não fixada e sem qualquer tipo de líquido, incluindo soro fisiológico. Qualquer líquido em que o espécime seja imerso interfere com o exame extemporâneo.

Grelha de pontuação dos critérios para a estação 6.

	Pontos
Questão 1	
ère1 erro: O frasco não tem rótulo.	**1**
ème2 erros: A amostra é imersa em soro fisiológico enquanto se prevê um exame extemporâneo.	**2**
O exame extemporâneo só pode ser efectuado numa amostra fresca sem qualquer líquido ou fixador.	
Questão 2	
É impossível efetuar um exame extemporâneo nesta amostra, que está imersa em soro fisiológico.	**2**
Total	**5 pontos**

ESTAÇÃO 7 :

Nesta estação, o aluno deve descrever e analisar o aspeto macroscópico (cor, contornos) de duas amostras de lumpectomia mamária, especificando as caraterísticas macroscópicas que apontam para a benignidade ou malignidade. Uma lesão bem contida é considerada benigna, enquanto que uma lesão mal contida é considerada maligna.

Grelha de pontuação dos critérios para a estação 7.

	Pontos
Questão 1:	
Figura 1: **Bem limitado**	**0,5**
Esbranquiçado	**0,5**

Figura 2:	
Muito limitado	**0,5**
Esbranquiçado	**0,5**
Pergunta 2:	
Figura 1:	
Bastante benigno	**1**
Figura 2:	
Bastante inteligente	**1**
Pergunta 3:	
Figura 1:	
Bem limitado	**0,5**
Figura 2:	
Muito limitado	**0,5**
Total	**5 pontos**

ESTAÇÃO 8 :

A Figura 1 mostra o aspeto macroscópico de uma biopsia de um gânglio linfático removido de um homem de 28 anos de idade encaminhado para o laboratório de patologia. Na secção, o gânglio linfático apresentava uma grande mancha de necrose branco-amarelada mal definida (Figura 1), sugestiva de necrose caseosa histologicamente consistente (Figura 2). A coloração de Ziel Nielsen evidencia a presença de bacillus kochii (BAAR). Estas caraterísticas são, portanto, diagnósticas de tuberculose linfonodal.

Grelha de pontuação dos critérios para a estação 8.

	Pontos
Questão 1	
Necrose caseosa	**1**
Questão 2	

(a) Ziehl Nielson	**0,5**
(b) Bacilo de Koch	**0,5**
Questão 3	
Tuberculose dos gânglios linfáticos	**2**
Total	**4 pontos**

ESTAÇÃO 9 :

Nesta estação, os alunos têm à sua frente dois frascos com fichas de informação clínica. O primeiro frasco não tem fixador e é acompanhado por uma ficha de informação clínica com informação clínica incompleta. O segundo frasco, não rotulado, é acompanhado por uma ficha de informação clínica preenchida. O aluno deve anotar as anomalias do primeiro e do segundo frascos e das respectivas fichas de informação.

Grelha de pontuação dos critérios para a estação 9.

	Pontos
er1 amostragem	
Frasco vazio sem fixador	**1**
Ficha de informação incorretamente preenchida	**1**
ème2 débito direto	
Garrafa sem rótulo	**1**
Fixador insuficiente	**1**
Total	**4 pontos**

ESTAÇÃO 10 :

Com base nos dados de observação clínica fornecidos, o aluno deve preencher o formulário de pedido de exame histopatológico a enviar ao laboratório de anatomia patológica. Em particular, ele deve anotar os elementos biológicos e clínicos mais relevantes que serão úteis ao anatomopatologista.

Grelha de pontuação dos critérios para a estação 10.

	Pontos
Apelido, Nome próprio, Idade = 38	**0,25**
Nome do médico, data	**0,25**
Febre não quantificada	**0,25**
Adenopatia cervical	**0,25**
Perda de peso de 7 kg	**0,25**
Esplenomegalia	**0,25**
VS > 100 na primeira hora,	**0,25**
fibrinemia a 9 g/l	**0,25**
Leucopenia até 2000 glóbulos brancos	**0,25**
Ausência de células anómalas no sangue	**0,25**
Radiografia torácica normal	**0,25**
Tipo de amostra: biópsia de gânglio linfático	**0,25**
Total	**3**

ESTAÇÃO 11 :

Os alunos são convidados a analisar um relatório patológico incompleto de um linfoma de pequenas células. Com base neste relatório, os alunos devem identificar os dados em falta que impedem o tratamento adequado do doente, em particular o tipo histológico e o fenótipo do linfoma. A imunohistoquímica é a técnica complementar necessária neste caso para fenotipar o linfoma.

Grelha de pontuação dos critérios para a estação 11.

	Pontos
Questão 1	
Não	**1 ponto**
O fenótipo e o tipo histológico deste linfoma não foram especificados na conclusão.	**1 ponto**
Questão 2	
Imunohistoquímica	**1,5 pontos**
Questão 3	
Imunofenotipagem do linfoma (diagnóstico + prognóstico + e terapêutico)	**0,5 pontos**
Total	**4 pontos**

ESTAÇÃO 12 :

A fotografia desta estação mostra uma peça de gastrectomia com uma lesão tumoral. O aluno deve descrever a lesão tumoral (tamanho, ulceração, cor, contornos) e especificar as 3 amostras a serem retiradas desta peça cirúrgica (limites do tumor, da curetagem e da excisão).

Grelha de pontuação dos critérios para a estação 12.

	Pontos
Questão 1	
Tumor mal limitado	**0,5**
Ulcerado / necrótico	**0,5**
com um eixo longo de 5 cm	**0,5**
Cor acastanhada / hemorrágica	**0,5**
Questão 2	
Tumor	**1**
Limites da excisão cirúrgica	**1**
Remoção de gânglios linfáticos	**1**

Total	**5**

GRELHA DE PONTUAÇÃO RESUMIDA

Estação	**Classificação**
Estação 1	5 pontos
Estação 2	3 pontos
Estação 3	2 pontos
Estação 4	5 pontos
Estação 5	5 pontos
Estação 6	5 pontos
Estação 7	5 pontos
Estação 8	4 pontos
Estação 9	4 pontos
Estação 10	3 pontos
Estação 11	4 pontos
Estação 12	5 pontos
Total	**50 pontos**

APÊNDICE 4

Questionário de satisfação para os estudantes DCEM1

-2: não satisfatório; **-1:** não muito satisfatório; **+1:** bastante satisfatório; **+2:** muito satisfatório

	-2	-1	+1	+2
1- Tempo de duração do teste				
2- Condições para o ensaio				
3- Nível de dificuldade				
4- Adequação dos suportes utilizados nas estações				
5- As estações estão em conformidade com os objectivos do curso?				
6- Comportamento do observador/avaliador em relação aos alunos				
7- Pontualidade do observador/avaliador				
8- Avaliação global do teste				

- **Qual foi a estação mais difícil para si?**

....
....

- **Este teste reflecte a realidade do curso de formação em anapatia que concluiu?**

□□□□m uito próximo da realidade próximo muito longe muito longe

- **Qualidade das declarações :**

□□□□m uito claro claro pouco claro ambíguo

- **O que sugeriria para melhorar a forma como o ECOSM é gerido?**

....
....

- **Outros comentários**

....
....

Avaliação clínica objetiva multi-estação em anatomia patológica: uma mais-valia para os estágios de patologia

Resumo

Introdução: Introduzida na Faculdade de Medicina de Tunes (FMT) em 1998, a avaliação clínica objetiva em múltiplas estações (ECOSM) é uma ferramenta relevante para a avaliação de competências clínicas. No entanto, não foi publicada qualquer experiência da sua aplicação em anatomia patológica.

[ère]**Objetivo:** Realizar um estudo de análise crítica e de perceção do ECOSM em anatomia patológica para os externos do 1º ano do 2º ciclo de estudos médicos (DCEM1).

Métodos: Estudo prospetivo, transversal e multicêntrico, no qual desenvolvemos e testámos um OSCE em anatomia patológica em 32 alunos do DCEM1 pertencentes a três grupos de alunos entre sete que tinham completado o OSCE sancionado pela FMT. Este OSCE era constituído por 12 estações de 5 minutos cada, avaliando nove dos 17 objectivos do estágio, relativos às áreas do saber (quatro estações) e do saber-fazer (oito estações). No final do teste, os alunos preencheram uma grelha de satisfação. O ficheiro "AnItem.xls" foi utilizado para analisar as 12 estações e as 28 questões das diferentes estações.

Resultados: A pontuação total média obtida no ECOSM foi de 36,2/50 (extremos de 29 a 41). A análise docimológica mostrou que a maioria das estações era de dificuldade aceitável (92%) e de fraca discriminação (92%). A maioria das perguntas era fácil (57%) e de fraca discriminação (75% de todas as perguntas). O ECOSM tem uma heterogeneidade elevada (alfa de Cronbach médio de 0,29), é fácil e discrimina bem os alunos médios (curva de distribuição dos resultados platicúrtica, com dispersão à esquerda e enviesada negativamente). Em 28 questões, uma era "ideal", ou seja, 4%. A análise da perceção do teste revelou que 27 estudantes (84%) estavam globalmente satisfeitos com o ECOSM e consideravam-no próximo da realidade dos estágios que tinham efectuado.

Conclusão: O ECOSM testado era fácil e discriminava sobretudo os estudantes médios. Foi bem percepcionado pelos estudantes e próximo da realidade do estágio.

Palavras chave: avaliação, pedagogia, estudos médicos.

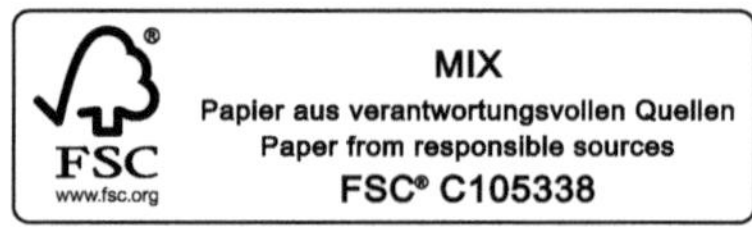

Printed by Books on Demand GmbH, Norderstedt / Germany